LE GRAND TRAITÉ

DES SONGES

OU EXPLICATION COMPLÈTE

CLAIRE ET FACILE

DES RÊVES, VISIONS, APPARITIONS

ORACLES ET INSPIRATIONS NOCTURNES

Tirée des immortelles traditions sur JOSEPH, DANIEL, APOMAZOR, ARTÉMIDOR et autres savants philosophes Egyptiens, Grecs, Arabes et Persans

avec 50 gravures

Et les NUMÉROS FAVORABLES indiqués pour ces Songes, par les plus grands Cabalistes et Mathématiciens connus.

ÉDITION AUGMENTÉE DE

L'ART DE LIRE DANS LE MARC DE CAFÉ

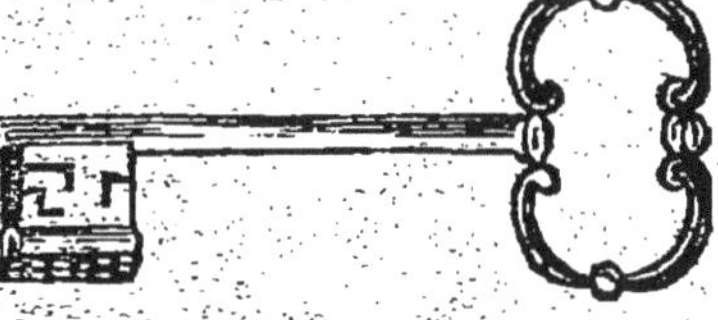

A MEMPHIS

chez les Héritiers de NIBOFRAÏM

AF403504

LE GRAND TRAITÉ

DES SONGES

OU EXPLICATION COMPLÈTE

CLAIRE ET FACILE

DES RÊVES, VISIONS, APPARITIONS

ORACLES ET INSPIRATIONS NOCTURNES

Tirée des immortelles traditions sur JOSEPH, DANIEL, APOMAZOR, ARTÉMIDOR et autres savants philosophes Egyptiens, Grecs, Arabes et Persans

avec 50 gravures

Et les NUMÉROS FAVORABLES indiqués pour ces Songes, par les plus grands Cabalistes et Mathématiciens connus.

ÉDITION AUGMENTÉE DE

L'ART DE LIRE DANS LE MARC DE CAFÉ

A MEMPHIS

chez les Héritiers de NIBOFRAÏM

1871

Lille, typ. Blocquel-Castiaux.

ART DE LIRE LA BONNE AVENTURE

DANS LE MARC DE CAFÉ.

PRÉPARATIFS.

1. Vous laisserez dans la cafetière le marc que le café aura déposé. Vous aurez soin de verser toute la liqueur, de manière que le marc reste très-épais au fond de la cafetière, et vous le laisserez reposer au moins une heure. Le marc de la veille est également propre à l'opération; et qu'il soit vieux ou frais, il a des résultats toujours sûrs, pourvu qu'il soit à peu près sec quand vous voudrez l'employer; alors vous prendrez la cafetière où il se trouve; vous ne l'agiterez point ou très-peu; vous jeterez un verre d'eau sur le marc, si c'est le reste d'une once de café: et deux grands verres d'eau si c'est le marc de deux onces.

2. Vous mettrez ensuite la cafetière au feu, vous ferez chauffer le marc jusqu'à ce qu'il se délaie dans l'eau. Vous aurez une assiette de terre de pipe blanche, sans tâche, bien essuyée et séchée au feu si le temps est humide. Vous remuerez d'abord le marc dans la cafetière avec une cuillère; vous le verserez ensuite sur l'assiette, mais en petite quantité, et de façon qu'il n'emplisse l'assiette qu'à moitié. Vous agiterez alors l'assiette en tous sens, avec autant de légèreté que vous le pourrez pendant l'espace d'une minute, ou à peu près; ensuite vous répandrez doucement tout ce qui se trouve sur l'assiette, dans un autre vase.

3. Par ce moyen il ne reste point d'eau dans

l'assiette, mais seulement des particules de marc de café, disposées de mille manières, et formant une foule de dessins hiéroglyphiques. Si ces dessins sont trop brouillés, et que le marc soit trop épais, que votre assiette ne ressemble pas à une mosaïque irrégulière, vous remettrez un peu plus d'eau dans le marc, vous le ferez chauffer de nouveau et vous recommencerez l'opération. On ne peut lire les secrets de la destinée, que si les dessins de l'assiette sont clairs et distincts, quoique très-pressés.

4. Les bords sont ordinairement plus épais: il y en a même souvent des parties très-embrouillées dans le milieu : mais on ne s'en inquiète point et on peut *deviner*, quand la majeure partie de l'assiette est déchiffrable.

5. Le marc de café, après qu'on l'a versé de l'assiette, y laisse diverses figures qui sont toutes significatives. Il s'agit de bien les démêler ; car il y a des ronds, des carrés, des croix, des lignes, etc., etc.

Temps convenable.

6. On peut lire dans le marc de café, tous les jours de la semaine indistinctement et à toutes les heures du jour et de la nuit; il ne faut consulter, pour cette opération, que la température et le temps n'est contraire à cette divination, que quand il est humide, pluvieux ou chargé de brouillards.

7. On a cependant un moyen d'obvier aux inconvénients de l'humidité, c'est de bien sécher l'assiette dont on veut se servir, et de la laisser un quart-d'heure auprès du foyer, de manière que la main y sente une chaleur douce. Avec cette précaution, on opère, quelque temps qu'il fasse, comme si on jouissait du soleil d'août.

5

Interprétation des croix.

(Voyez aussi les articles 11 et 17).

8. Une croix au milieu des dessins de l'assiette promet une mort douce et éloignée, quatre croix qui se touchent presque, annoncent que la personne aura une maladie grave, si c'est une dame; une chûte, si c'est un homme. Trois croix présagent quelques honneurs. S'il se trouve dans l'assiette un grand nombre de croix, on deviendra dévot, après la fougue des passions, et on se tourmentera de diverses austérités dans sa vieillesse.

Interprétation des carrés, des angles, des triangles et des ovales.

(Voyez les articles 16, 17, 18, 24 et 35).

9. Des figures carrées annoncent des désagréments, en raison de leur nombre. Des figures ovales promettent du succès dans les affaires, quand elles sont nombreuses ou distinctement marquées.

10. Un triangle promet un emploi honorable. Trois triangles à peu de distance l'un de l'autre, sont un signe extrêmement heureux pour la fortune. En général cette figure est de bon présage: en petit nombre, c'est quelque honneur ; en grand nombre : c'est de l'argent.

11. Un cercle à plusieurs faces, c'est-à-dire composé de plusieurs angles écrasés et réunis, annonce un heureux mariage. Une carré long, bien distinct, promet des discordes dans le ménage, si ce carré est environné de croix plus ou moins parfaites, la femme se tâchera de quelque infidélité. L'homme commettra la même faute, s'il se trouve plusieurs angles autour du carré.

1 *

Interprétation des lignes.

(Voyez aussi l'article 15).

12. Des lignes grandes ou petites, quand elles sont saillantes ou multipliées, présagent une vieillesse heureuse. En petit nombre, elles amènent l'aisance et la médiocrité de fortune.

13. Si vous apercevez, au milieu des dessins de l'assiette, une raie de deux ou trois pouces, moins chargée que le reste, plus dégagée de figures, ou tout-à-fait nette, c'est un chemin qui vous annonce un voyage, il sera long si ce chemin s'étend, facile, si le chemin est net, embarrassé, si le chemin est chargé de points ou de petites lignes ; s'il sort du creux de l'assiette, ce chemin annonce un voyage dans un pays étranger.

Interprétation des ronds, des couronnes et des losanges.

(Voyez aussi les articles 18, 24 et 30).

14. Si le nombre des *ronds* ou cercles plus ou moins parfaits l'emporte sur la quantité des autres figures, ce signe annonce que la personne recevra de l'argent. S'il y a peu de *ronds*, il y aura un peu de gêne dans les finances de la personne qui consulte.

15. Un rond dans lequel on trouve quatre points bien marqués, promet un enfant. Deux ronds en promettent deux, et ainsi de suite. Si le rond forme un cercle à peu près parfait, l'enfant qu'il annonce sera un garçon. Ce sera une fille, si le rond est imparfait. Un de ces ronds qui renferme quatre points, s'il est accompagné d'une ligne courbe et onduleuse, c'est le présage infaillible que l'enfant attendu aura de l'esprit. Si cette courbe onduleuse formait un second cercle autour du rond dont il s'agit, on pourrait raisonnable-

ment attendre de l'enfant, du génie ou un esprit très-original.

16. Vous trouverez peut-être la forme d'une couronne: elle vous annonce des succès à la cour. Si vous voyez des losanges, vous serez heureux en amour. Si vous distinguez plusieurs figures plus ou moins rondes, attachées l'une à l'autre comme les grains d'un chapelet, armez-vous de patience; vos amours seront gênés, et vous ne devez attendre l'accomplissement de vos vœux les plus chers, que si vous trouvez un triangle au bout du chapelet.

17. Si vous distinguez une couronne de croix, un homme de vos parents mourra dans l'année. Une couronne de triangles ou de carrés annonce la mort d'une de vos parentes, également dans l'année qui court.

Interprétation des signes qui accompagnent la figure d'une maison.

18. Si vous découvrez dans l'assiette la figure d'une maison à côté d'un cercle, attendez-vous à posséder cette maison. Elle sera à la ville, si vous voyez un X ou un H dans le voisinage. Elle sera à la campagne, si vous distinguez, auprès de ce signe la forme d'un arbre, d'un arbuste, ou d'une plante quelconque. Cette maison vous sera donnée, ou vous l'aurez par héritage, si elle est accompagnée de quelques triangles. Vous y serez longtemps heureux, si elle est dans le voisinage d'un demi-cercle.

Interprétation des figures représentant une fenêtre, des animaux ou des meubles.

(Voyez aussi les articles **30** *et* **33** *).*

19. On rencontre aussi bien souvent, la figure

8

d'un ou plusieurs petits poissons , ils annoncent qu'on sera invité à quelque dîner.

20. La figure d'un animal à quatre pattes promet de la misère et des peines.

21. La figure d'un oiseau présage de la fortune
et un coup de bonheur. Si l'oiseau semble pris
dans un filet , c'est un procès qu'on vous inten-
tera dans peu de temps.

22. La figure d'un serpent ou de tout autre
reptile, annonce une trahison , ou quelque complot , contre vous , que vous n'éviterez qu'à force
d'adresse.

23. Si vous voyez une espèce de coffre, vous
recevrez une lettre. La forme d'un rond est le
signe d'un accident qui ne sera pourtant pas funeste. La forme d'une voiture attelée annonce
querelle violente pour une personne que vous
aimez, ou pour un de vos parents. Un fusil présage des affaires embrouillées.

24. Une fenêtre ou plusieurs ronds, carrés,
ovales, et toutes autres figures jointes ensemble,
de manière à former une espèce de croisée, vous
avertissent que vous serez volé.

Interprétation des chiffres et des lettres.

(Voyez aussi l'article 18.)

25. Si vous découvriez dans les dessins de votre
assiette, un chiffre très-distinct, vous pourriez
le hasarder à la loterie. L'expérience prouve que
le chiffre annoncé de cette sorte, est toujours
sorti dans l'un des trois premiers tirages de la
ville où l'on se trouve, où près de laquelle on
habite.

26. Mais il faut bien examiner si le chiffre est
marqué exactement, et ne pas prendre une figure
insignifiante pour un signe qui doit être forte-
ment prononcé.

27. La lettre H annonce un emprisonnement ;
la lettre S sortie de prison ou gain d'une affaire ;
la lettre L un travail pénible et sans succès ; la
lettre G joie bien fondée.

Interprétation des figures humaines.

28. On reconnaît presque toujours dans les dessins de l'assiette quelque figure humaine. Si c'est
une tête sur un grand jupon il est clair que cette
figure représente une femme. Si c'est une tête
et un corps appuyés sur des jambes séparées, ce
sera un homme.

29. Quand vous voyez une ligne sortir comme
un bras du corps de la figure, attendez-vous à
recevoir quelque présent de la personne marquée
sur l'assiette. Cette personne est brune, si les
dessins que forme le marc autour d'elle sont très-
prononcés ; elle est blonde, lorsque les traits sont
marqués faiblement ; elle vous trompera par de
fausses promesses si elle n'a qu'un œil.

30. Si vous voyez une tête ou une forme de
chien à côté d'une figure humaine, vous avez
un ami sûr et fidèle qui fera pour vous de grandes choses. Si la tête ou la forme d'un chien se
trouvait à côté d'un cercle à plusieurs facettes,
votre mari ou votre femme vous gardera la plus
inviolable fidélité.

31. Si un jeune homme fait l'opération du
marc de café, et qu'il se trouve dans les dessins
de l'assiette une figure de femme (tenant ou sem-
blant tenir un bâton) ce jeune homme succom-
bera aux séductions d'une femme galante, et il
se repentira amèrement de sa faiblesse. Le même
sort est annoncé à une dame ou demoiselle qui
ferait l'opération, et qui verrait dans l'assiette un
homme tenant ou paraissant tenir un bâton ou

une épée, car cet homme est un séducteur dangereux.

32. Si vous découvrez une femme, et auprès d'elle une fleur quelconque, vous avez une amie estimable. Si la fleur ressemble à une rose, c'est une amante pour un jeune homme; et si la fleur ressemble à une tulipe, c'est pour une dame une amie dont le commerce n'est pas très-sûr.

33. Si vous voyez un homme monté sur un cheval, ou sur un âne, ou sur tout autre quadrupède, un homme estimable fait pour vous de grandes démarches, et vous rendra de bons services au moment où vous les attendrez le moins. Si c'est une femme à cheval sur quelque bête de somme, une dame ou une demoiselle fera pour vous bien des extravagances.

34. Quand vous apercevrez trois figures d'homme, l'une auprès de l'autre, attendez quelque emploi honorable. Si les trois figures sont des dames, préparez-vous à quelque emploi lucratif.

Interprétation des fleurs et des arbres.

(Voyez aussi les articles 18 et 32).

35. Un bouquet composé de quatre fleurs ou d'un plus grand nombre, est le plus heureux de tous les présages, et si vous découvriez quelque triangle dans le voisinage du bouquet, vous seriez infailliblement le plus fortuné de tous les hommes, ou la plus fortunée de toutes les dames, tant du côté des biens, des honneurs, contentement, que du côté des amours et de la famille.

36. La figure d'une rose promet la santé; la forme d'un saule pleureur, une mélancolie; la figure d'un buisson, des retards.

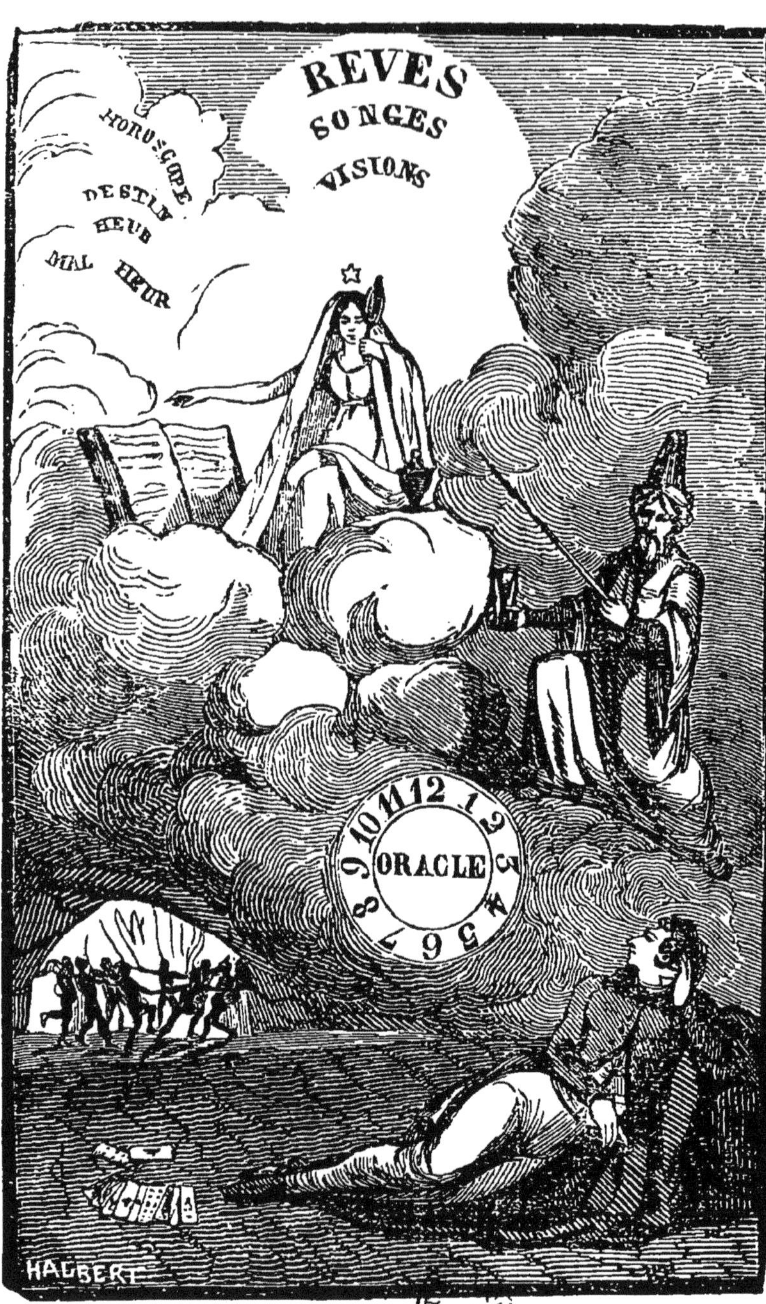

REVES
SONGES
VISIONS
HOROSCOPE
DESTIN
HEUR
MALHEUR
ORACLE
HALBERT

DES

SONGES, VISIONS

RÊVES, etc.

Les Visions et les Songes sont infus en l'esprit de l'homme pour son instruction et son utilité. Les histoires sacrées et profanes sont remplies de tant d'exemples touchant l'événement véritable de plusieurs songes, que ce serait être incrédule et peu versé dans les choses naturelles de n'y ajouter aucune foi. Hippocrate dit : que lorsque le corps est endormi, l'esprit veille et se transporte partout où le corps pourrait aller, et qu'il connaît et voit les choses que le corps connaîtrait s'il était éveillé.

Il y a quatre sortes de songes différemment nommés, selon la qualité de chacun : le premier est Songe, le second Vision, le troisième Rêverie, le quatrième Apparition.

Le songe est dit, lorsque sous certaines figures cachées, la vérité se démontre : comme lorsque Joseph interprêta au roi Pharaon le songe qu'il avait fait des sept vaches grasses et des sept maigres; Septime Sévère succède à Pertinax, après avoir songé qu'il s'emparait du cheval qui venait de jeter bas cet empereur ; la reine Hécube, enceinte du trop fameux Pâris, enfante en songe un flambeau qui consume ensuite la ville de Troie; Astiagès, roi de Médie, voit sa fille accouchant d'un pied de vigne, et bientôt après devient grand-père du célèbre Cyrus : la reine de Macédoine s'imagine qu'on lui applique sur le sein, un sceau représentant un lion, dans le moment qu'elle y portait le grand Alexandre; Amilcar, qu'un songe avertit qu'il souperait le lendemain dans une ville assiégée, y entre effectivement, mais comme prisonnier de guerre, et beaucoup d'autres faits rapportés dans l'histoire profane.

La Vision n'est autre chose que lorsqu'étant éveillé, l'on voit proprement ce qu'on a vu en songe, ou une révélation qui nous est faite en dormant par quelque esprit divin : comme il arriva à Joseph, époux de la S.te Vierge, et aux Mages, qui échappèrent aux recherches d'Hérode avertis par des inspirations célestes; l'échelle de Jacob qui lui annonce la gloire de sa lignée, les gerbes et les étoiles qui présagent au jeune Joseph son élévation au-dessus de ses frères; les visions du pannetier et de l'échanson du roi d'Egypte, expliquées par le même Joseph; Constantin qui triomphe à l'abri d'un étendard sacré, dont une vision mystérieuse lui a présenté le modèle; Vespasien qui reconnaît en s'éveillant, le chirurgien qu'une vision lui avait fait voir comme étant celui qui avait tiré la dent de Néron, etc.

La Rêverie arrive lorsque les affections présentes sont véhémentes; qu'elles montent au cerveau en dormant, et rencontrent l'esprit veillant; alors ce que l'on a pensé de jour on le rêve la nuit. Par exemple, celui qui appréhende de rencontrer quelque chose, souvent il songe la nuit qu'il l'a rencontrée; celui qui a bien soupé, croit faire bonne chère, et l'avare souvent rêve argent.

L'apparition est nommée fantôme par les Grecs et n'est autre chose qu'une vision nocturne, qui se présente aux esprits faibles des vieillards et des enfants.

De ces quatre sortes de songes, les deux premiers ont apparence de vérité, mais les deux derniers sont entièrement trompeurs.

Il faut remarquer en matière de songes, que ceux dont on ne se souvient pas entièrement, n'ont aucune valeur, et que ceux dont on se souvient doivent être faits sur le point du jour, ou au moins après minuit, car jusqu'à ce temps, tous les sens et vertus corporelles, sont occupés à la digestion.

Il y a encore beaucoup de choses à observer et dont l'intelligence n'est pas connue : il y a deux principales sortes de songes, savoir : Songes spéculatifs et contemplatifs, auxquels on doit penser, parce qu'ils arrivent tels qu'ils ont été faits en dormant, c'est ce qui arriva à un prisonnier du petit Châtelet de Paris, qui songea qu'on lui voulait mettre la corde au col pour le pendre, et qu'il voyait un homme qui tirait son épée nue pour le délivrer et lui ôter la corde, ce qui le lendemain fut un événement véritable; car ayant été jugé à mort, et étant entre les mains de l'exécuteur, il fut délivré par des gens armés que ses amis avaient employés.

La seconde est allégorique ou significative, parce qu'il n'arrive pas ce qu'on a songé; mais par énigme, tel que voir un ange, signifie révélation, voir un serpent cela signifie ennemis et ingratitude. Ces derniers n'arrivent souvent que quelques jours après le songe; c'est pourquoi les personnes qui ne savent pas distinguer tout ce que je viens de dire plus haut, s'abusent toujours dans l'interprétation des songes.

Il est encore à remarquer qu'il n'y a que les personnes sobres et qui ont le jugement solide et l'esprit ferme, qui puissent faire des songes susceptibles d'interprétation ; car les excès dans le boire ou dans le manger anéantissent les rapports directs qui pourraient exister entre le présent et l'avenir. Il faut donc bien se rappeler l'état dans lequel on se trouvait en songeant, avant d'en chercher la signification, et surtout avoir assez de raison pour ne prendre aucune inquiétude de ce qui paraîtrait défavorable dans l'interprétation.

Gébelin, 8.ᵉ volume du monde primitif, page 409 dit : « Le *Jannès* et le *Membrès* écrivaient
» leurs interprétations, leurs découvertes, leurs
» miracles : la suite non interrompue de ces mé-
» moires, formait un corps de sciences et de doc-
» trines où les prêtres puisaient leurs connaissan-
» ces physiques et morales ; ils observaient sous
» l'inspection de leurs chefs, le cours des astres,
» les inondations du Nil, les phénomènes, etc. Les
» rois les assemblaient quelquefois pour s'aider
» de leurs conseils. Nous voyons que du temps du
» patriarche Joseph ils furent appelés par Pharaon
» pour interpréter un songe et si Joseph seul eut
» la gloire d'en découvrir le sens ; il n'en reste
» pas moins prouvé qu'une des fonctions des
» mages était d'expliquer les songes. »

« Les Egyptiens n'avaient point encore donné
» dans les erreurs de l'idôlatrie : mais Dieu dans
» les temps reculés, manifestait souvent aux
» hommes sa volonté, si quelqu'un avait pu re-
» garder comme téméraire de l'interroger sur ses
» décrets éternels, il aurait au moins dû paraître
» pardonnable de chercher à la pénétrer, lorsque

» la divinité semblait, non-seulement approuver
» mais même provoquer par des songes , cette
» curiosité : *Aussi leur interprétation fut-elle un*
» *art sublime, une science sacrée dont on faisait*
» *une étude particulière réservée aux ministres*
» *des autels :* et lorsque les officiers de Pharaon,
» prisonniers avec Joseph, s'affligeaient de n'avoir
» personne pour expliquer leurs songes, ce n'est
» pas qu'ils n'eussent des compagnons de leur
» fortune assez instruits pour les satisfaire, mais
» c'est qu'enfermés dans la prison du chef de la
» milice, il n'y avait personne parmi les soldats
» qui pût faire les cérémonies religieuses, *aucun*
» *qui eût les tableaux sacrés* quoiqu'en ayant
» l'intelligence.

Comme il n'appartient qu'à un très-petit nombre de personnes d'interpréter les songes d'une manière satisfaisante, l'auteur de ce petit livre a rassemblé tout ce qu'il a pu et qu'il a cru capable de récréer son lecteur, tout en lui faisant remarquer que ce n'est pas sans raison que le sage a dit : *tout songe est mensonge.*

Je vais mettre sous les yeux des personnes sensées, un livre qui m'occupe depuis vingt ans, et que j'ai puisé dans les savantes traditions du sage Joseph, du prophète Daniel, du philosophe Euripide, du savant Apomazor, d'Anselme Julien, d'Artémidor ; et dans l'excellentissime livre de Thot, je laisse à leur prudence, le soin d'en faire l'usage le plus utile à leur bonheur et à leurs intérêts.

L'ordre alphabétique m'a paru le plus convenable, et je l'ai employé de préférence, afin de rendre les recherches plus sûres et plus faciles. Les numéros adaptés à chaque songe sont extraits des savants ouvrages des Ricetti, Ozanam, Cagliostro, etc., etc.

Terminons en priant nos lecteurs de reconnaître que ce petit livre s'il a quelque peu l'apparence d'être un oracle, n'a cependant d'autre prétention que celle d'être un oracle divertissant, car les auteurs anciens auxquels sont empruntées nos explications n'ont pas manqué d'attribuer à des dispositions particulières du cerveau ou de l'estomac du songeur, la véracité de leurs interprétations, ce qui viendrait, pour chacune d'elles, expliquer la faillibilité de leur interprête et faire entendre alors que ceci est une amusette et non plus.

OBSERVATION.

Depuis la suppression de la loterie en France, on pourrait croire que les numéros qui s'appliquent aux rêves sont devenus sans importance. Cela serait exact si les loteries étaient absolument prohibées, et s'il n'y en avait plus d'établies dans d'autres contrées, mais, comme le gouvernement en autorise pour certains objets, ou dans certaines circonstances, et que d'ailleurs, les chefs de quelques petits états ont cru devoir les laisser subsister dans les villes de leur domination, nous avons pensé qu'il suffisait que la connaissance de ces numéros pût être utile à une partie des Visionophiles, pour ne point les retrancher des articles auxquels ils ont été si savamment accolés.

Table des jours de la Lune, pour bien exposer et interpréter les songes, rêves, visions, etc. (*)

Le premier jour de la lune, les rêves sont heureux;

Le deuxième, ce que vous aurez rêvé ne sera pas vrai;

Le troisième, il n'aura également aucun effet;

Le quatrième, il sera heureux et aura son effet;

Le cinquième, il ne sera d'aucune utilité et n'aura aucun effet;

Le sixième, prenez bien garde et ne le révélez à personne;

Le septième, faites attention, car il sera vrai;

Le huitième, ce que vous aurez rêvé aura son effet;

Le neuvième, vous en verrez l'effet le même jour;

Le dixième, il sera vrai et s'effectuera avec joie;

Le onzième, dans quatre jours vous en verrez l'effet;

Le douzième, vous vous souviendrez du rêve, parce qu'il arrivera tout opposé;

Le treizième, ce que vous aurez rêvé sera certainement vrai;

Le quatorzième, il arrivera longtemps après;

(*) Le premier jour de la lune est celui de la nouvelle lune, lorsqu'elle arrive au matin, et ce premier jour est le lendemain de la nouvelle lune, lorsqu'elle arrive à l'une des heures du soir. Le mois lunaire a tantôt 29 jours et tantôt 30.

Le quinzième, dans trente jours vous en verrez l'effet;

Le seizième, ce que vous aurez rêvé s'effectuera;

Le dix-septième, vous ne le révélerez que le troisième jour;

Le dix-huitième, prenez-y bien garde, il en écartera l'effet;

Le dix-neuvième, faites-y attention, il vous donnera de la joie;

Le vingtième, vous en verrez assurément l'effet dans quatre jours;

Le vingt-unième, ne vous y fiez pas, car il n'aura aucun effet;

Le vingt-deuxième, vous en verrez l'effet dans quelques jours;

Le vingt-troisième, dans trois jours vous verrez votre rêve accompli;

Le vingt-quatrième, il vous donnera beaucoup de contentement;

Le vingt-cinquième, vous en verrez l'effet dans huit ou neuf jours;

Le vingt-sixième, prenez-y garde, car il vous sera utile;

Le vingt-septième, il amènera beaucoup de bien avec joie;

Le vingt-huitième, il sera véritable et il arrivera avec joie;

Le vingt-neuvième, soyez sûr que votre rêve sera véritable;

Le trentième, prenez-y bien garde; car il s'effectuera dans la même matinée.

EXPLICATION DES SONGES.

A.

ABANDONNÉ des grands : allégresse ; **1, 12, 64.**

ABANDONNER son état : perte par mauvaise foi : **33, 75.** — Sa maison : gain, profit ; **3, 27.**

ABBAYE : **73, 85.** Voyez Eglise.

ABBÉ : **7, 43.** Voyez Moine.

ABBESSE : sureté, protection ; **6, 38, 44.**

ABEILLES : pour le villageois, gain et profit, troubles et inquiétudes aux gens riches ; **34, 86.** — Si elles déposent leur miel en quelqu'endroit de la maison : éloquence, dignité, réussite, dommage pour les ennemis de la maison ; **3, 80.** — Les prendre : profit notoire ; **15, 36.** — Les tuer : perte, ruine ; **5, 32.**

ABIME : **3.** Voyez Précipice.

ABONDANCE : sécurité trompeuse ; **2.**

ABRI : en chercher un contre la pluie : peine secrète ; **43, 57.** — Pendant l'orage : pressentiments ; **27.** — Contre des ennemis. Voyez Ennemis. — Le trouver : misère, désespoir ; **89, 90.**

ABRICOTS ou autres fruits, les voir ou manger : plaisir, contentement ; **60.** — Hors la saison, mauvais succès ; **53, 67.** — Secs : ennui ; **21, 36.** — Pourris. Voyez Fruits.

2*

ABSINTHE : en boire : petit chagrin suivi d'une grande joie; 7, 29, 90.

ACADÉMIE de savants : ennui, tristesse; 56, 63. — De jeu : amorce trompeuse : 28, 65.

ACCLAMATION. Voyez Réjouissances.

ACCOSTER ; être accosté par un prince ou par un grand seigneur : honneur et profit : 10, 27, 60.

ACCOUCHEMENT. Voyez Enfantement, Enfanter, Grossesse.

ACCUSER quelqu'un d'un crime : tourment, inquiétude; 7, 25, 32. — Etre accusé par un homme, succès, réussite; 9, 13. Par une femme : mauvaise nouvelle; 1, 29, 89.

ACHATS ; faire des achats : profit; 7, 36, 76.

ACTEUR, ACTRICE; 27, 69. Voyez Comédie, Tragédie.

ADAM et EVE : reconnaissance d'enfant, adoption : 15, 42, 49.

ADOPTION d'enfants : peine et contrariétés; 6, 40.

ADORER Dieu et le prier : joie et contentement : 10, 17, 36.

ADULTERE : grand scandale, querelles à venir ; 77, 99.

ADVERSAIRE : contrariétés; 5, 36, 81.

AFFICHES : en poser, déshonneur; 15, 38. — En lire : travail sans fruit; 51.

AGNEAUX paissant ou dormant : effroi subit; 5, 55. — En avoir à soi : consolation; 21, 52. — En porter sur sa tête : prospérité à venir; 14, 43, 78. — En tuer un : tourment; 18, 23.

AGONIE : perte de succession ; 49, 67.

AGRAFFÉS ou AGRAFFE : travail de tête; 13, 82.

AIGLE, en enfanter un : grandeur, prospérité, renom pour l'enfant à naître; 11, 35. — AIGLE planant dans les airs : réussite dans les projets

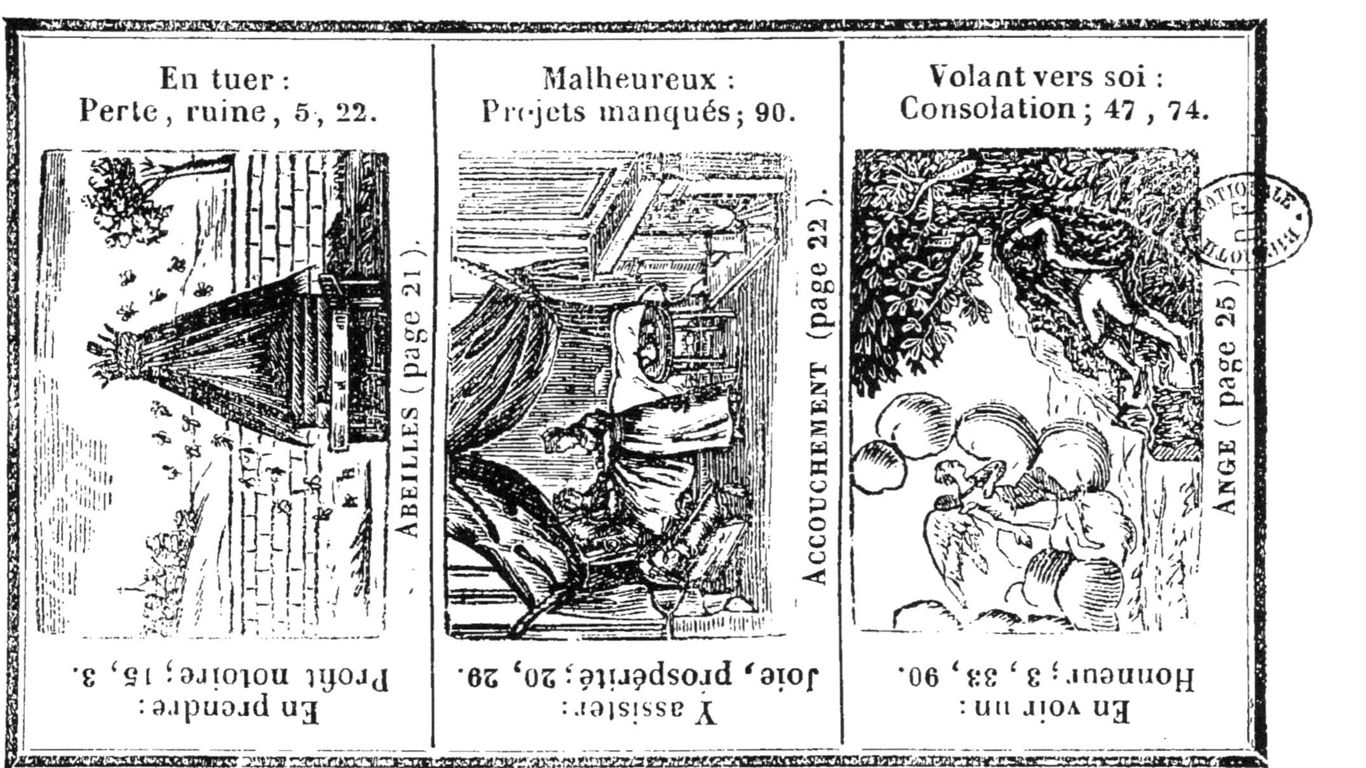
En tuer :
Perte, ruine, 5, 22.
ABEILLES (page 21).
En prendre :
Profit notoire; 15, 3.
Malheureux :
Projets manqués; 90.
ACCOUCHEMENT (page 22).
Y assister :
Joie, prospérité; 20, 29.
Volant vers soi :
Consolation; 47, 74.
ANGE (page 25).
En voir un :
Honneur; 3, 33, 90.

que l'on forme; 1 , 22 ; 75. — Volant sur soi :
honneurs, dignités.— AIGLE : le monter et tra-
verser les airs sur son dos; danger imminent
de mort pour celui qui le monte; 8, 45, 88.
—AIGLE mort : ruine d'un grand, fortune d'un
petit; 5, 17 — AIGLE tombant la tête la première : maladie grave du songeur ou de quelqu'un de ses proches; 3, 25, 46.
AIGUILLES : tracasseries ; 16, 90.

AIL. Voyez LÉGUMES qui font sentir mauvais.

ALAMBIC : inquiétudes, tourments; 24, 82. —
S'en servir : espoir fondé; 28, 42.
ALLUMETTES : richesse, trésor; 8, 42.
ALMANACH : nécessité d'une conduite plus ré-
glée , 6, 65.
ALOUETTES : élévation rapide, 10, 38.
ALTERATION : soif ardente. Voyez SOIF.
AMANDES quelconques. Voyez NOIX.
AMANDIERS : les voir ou manger leurs fruits ;
71, 81. Voyez NOIX.
AMAZONE : femme ambitieuse et perfide; 1, 44,
90.
AMIS : rire avec les siens : prochaine rupture ;
12, 16,
AMENDE : la payer : profit, 83.
ANCHOIS : bonne fortune dont on se souviendra ;
14, 18.
ANCRE de navire : sûreté dans ses espérances :
13, 85.
ANE : personnage inepte ou ignorant, serviteur
fidèle ou zélé, selon les circonstances qui se rap-
portent au songe; 32, 61. — Assis sur son fumier : travail; 28, 43.—ANE : en voir un courir:
infortune prochaine; 26, 46. — L'entendre
braire : fatigue, dommage ; 34, 62. — ANE : en
voir les oreilles. Voyez OREILLES.
ANGE ou SAINT; en voir un : révélation, avertis-

sement de bien vivre et de se repentir, accroissement d'honneurs et de dignités; 3, 33, 90.—
Ange volant vers soi ou sa maison : consolation, joie, heureuse nouvelle ; 47, 74.

ANGLAIS : faux amis, créanciers exigeants ; 61, 85.

ANGUILLE : en prendre une vivante : malice; 10, 55. — Morte : souffrance, chagrin, ennui ; 21, 57.

ANIMAUX; en nourrir : fortune : 4, 22, 88. — Leur parler. Voyez Bêtes. Parler.

ANNEAU. Voyez Bague.

APPETIT ; avoir un grand appétit : éloignement de parents ou d'amis ; 23, 33, 55.

APOTHICAIRE : usurier, malhonnête homme, 1, 84.

APPAISER les cris d'un être souffrant : violence, colère prochaine ; 47, 74.

APPARTEMENT : ennui, tristesse; 26, 81.

AQUEDUC : fortune patrimoniale ; 6, 15, 72.

ARABES; en voir plusieurs réunis auprès de leur tente : danger imminent ; 31, 40.

ARAIGNÉE; en voir une : procès; 3, 16, 80.— En tuer une : perte d'argent proportionnée à la grosseur de l'animal; 6, 77, 8.

ARBRES verts ou en fleurs, oublis de chagrins passés, joie, récréation inattendue ; 41, 56. — Renversés, brûlés, frappés de la foudre : ennui; craintes, douleurs, désespoir; 8, 47, 90. — Sans fleurs : expédition d'affaires, 17, 23. — Arbre sec : perte inattendue, abus de confiance; 75. — Fleuri : joie et douce satisfaction; 18, 43. — Couvert de fruits : richesse; 19, 25.— Arbre; en abattre un : mal cruel et perte; 65, 88. — Arbre; être monté sur un grand arbre : puissance et dignités, bonnes nouvelles; 4, 53.— En tomber : perte d'emplois, ou de la faveur des grands, en proportion contraire du

En voir une :
Procés ; 3, 16, 80.

ARAIGNÉE (page 26).

En tuer une :
Perte ; 6, 77, 81.

Etre monté dessus :
Bonnes nouvelles ; 4, 53.

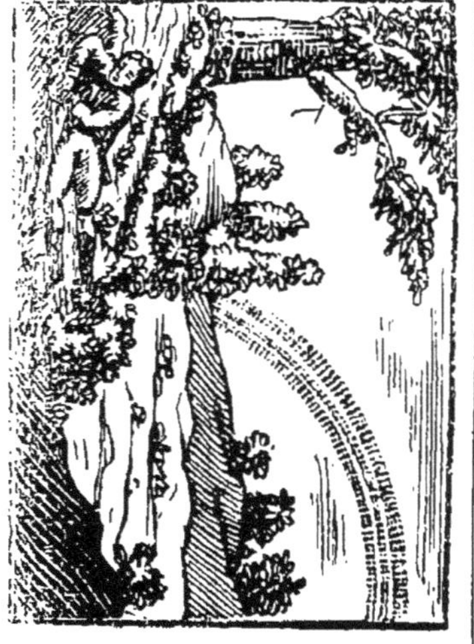

ARBRES (page 26).

En tomber :
Perte d'emploi ; 19, 45.

Du côté de l'Orient :
Aisance ; 11, 44, 45.

ARC-EN-CIEL (page 29).

Du côté de l'Occident ; bonheur pour les riches, malheur pour les pauvres ; 5, 7, 9.

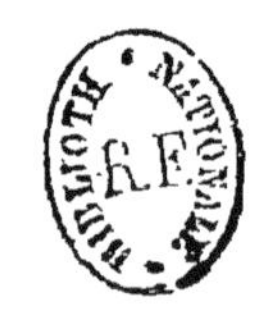
BIBLIOTH · NATIONALE
R.F.

mal que l'on aura éprouvé; 19, 45. — ARBRE;
recueillir le fruit d'un vieil arbre héritage
provenant de gens agés; 61, 79. — Etre changé
en arbre : maladie , 49, 63

ARC; tirer de l'arc : consolation , 12, 14. —
Tirer hors du but : désespoir et humiliation;
21, 41.

ARC-EN-CIEL, du côté de l'orient : aisance : richesse, rétablissement de santé; 11, 44, 45.
—Du côté du couchant : heureux présage pour
les riches ainsi que pour les pauvres, 5, 7, 9.
— Au-dessus de sa tête ou près de soi : changement de fortune, héritages dans la famille;
19, 83.

ARGENT; en compter : gain considérable; 1, 40.
— Le voir seulement : colère ; 9, 27, 65. —
Le manger : pertes prochaines; 10 , 12. — En
trouver : fortune à venir; 28 , 81. — ARGENT :
En amasser. Voyez OR.

ARGENTERIE : détresse; 10, 64. — La vendre :
amélioration d'affaire ; 63, 78.

ARLEQUIN; en voir un : chagrin bientôt dissipé,
malice, espièglerie; 17, 28. — En porter le
vêtement. Voyez VÊTEMENT.

ARMES TRANCHANTES : forte division; 1, 29,
40. — En recevoir : honneur; 25, 35, 64.

ARMÉES. Voyez SOLDATS.

ARMÉNIEN : curiosité au sujet de l'avenir,
56, 82.

ARSENAL : bruits de guerre; 28, 64.

ARSENIC. Voyez POISON; 12, 21, 45.

ARTICHAUT : peine secrète; 8, 54. — En manger : discorde prochaine; 75, 79.

ARTIFICE (feu d') Voyez FUSÉES, RÉJOUISSANCES.

ASPERGES sur pied : succès d'entreprises; 68, 86.
— En manger : confiance que l'on inspirera,
21, 34.

ASTROLOGUE. Voyez HOROSCOPE.

AUBERGE : repos; 8, 63. — Y loger : repos mêlé d'inquiétudes fondées ; 36, 40.

AUDIENCE d'un ministre ou homme en place : deuil; 27, 39.— D'un souverain : profit : 67, 89.

AUMONE ; la faire ; privation, médiocrité; 1, 77. — La recevoir : tristesse, désespoir ; 7, 71.

AUTELS ; en batir : allégresse, parent près d'embrasser l'état ecclésiastique; 37 , 65. — En voir renversés : ennui, mélancolie ; 70, 76 , 84.

AUTODAFÉ, voir brûler un homme en public : maladie ou perte de marchandise; 4, 60, 80.

AUTOMATE : incapacité, 89.

AUTRUCHE : grands discours à propos de rien ; 51, 83.

AVARE : en voir un près de son coffre-fort et comptant ses écus : succession prochaine; elle sera d'autant plus considérable, que le coffre-fort sera grand ; 75. 90.

AVENTURE (bonne). Voyez Horoscope.

AVEUGLE ; le devenir: danger de trahison ou procès pour celui qui perd la vue, ou pour quelqu'un de ses enfants ou amis; 16, 64. — Aveugle; l'être de naissance ou depuis longtemps, délit personnel : 12, 46. — En voir un : Voyez Mendiant.

AYEUL. Voyez Grand-Père.

B.

BABILLARD ou babillarde : impatience ; tracasseries ; 5, 28, 82.

BACCHUS et Bacchantes : mauvaise année pour les vignes ; 9, 51, 90.

BAGUES ; en avoir d'or aux doigts : dignités, bon-

En eau claire : Réussite ; 16, 19.

En eau trouble : Mort de parents ou amis ; 49.

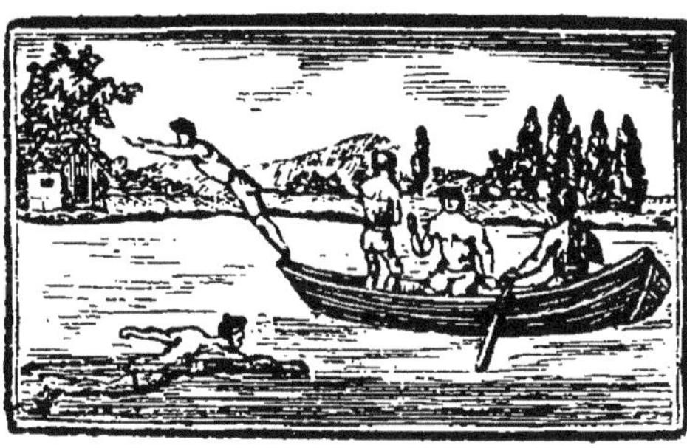

Se Baigner (page 33).

Son logis : Confiance bien placée ; 7 , 26.

Une cave : Mauvaise affaire ; 1, 73, 81.

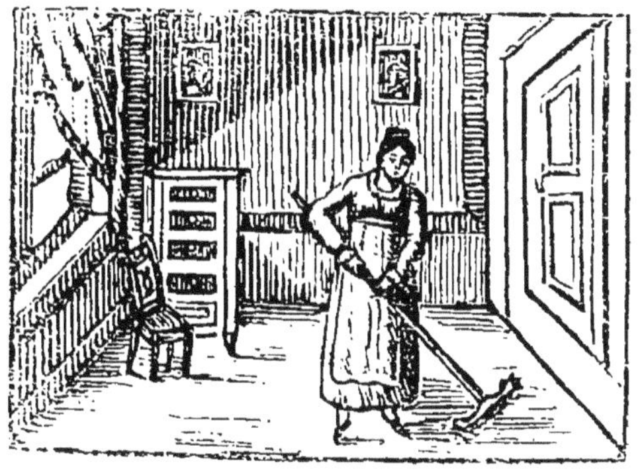

Balayer (page 33).

Les rompre : Rétablissement prochain ; 1, 68 , 86.

Marcher avec : Perte au jeu ; 10, 16 , 19.

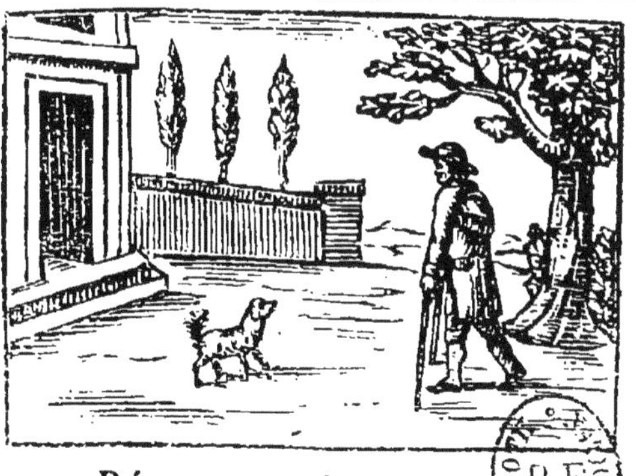

Béquilles (page 36).

heur, puissance, 81, 86. — En recevoir une en présent : sûreté, 12, 26, 56. — En donner : perte ; 62, 65.

BAGUETTE ou bâton à la main. Voyez Baton.

BAIGNER en eau claire : réussite et bonne santé. — En eau trouble : mort de bestiaux : 16, 19, 49.

BAIN : en préparer un : nouvelle de siège ou bataille ; 8, 16, 89. — En voir un sans personne dedans : affliction ; 10, 29, 61.— Se déshabiller sans entrer dans le bain : mécontentement bientôt oublié ; 25, 68, 88. — Entrer dans un bain trop chaud ou trop froid : chagrins domestiques proportionnès à l'extrême chaleur ou à l'extrême fraîcheur de l'eau ; 15, 61, 86. — Bain, d'une chaleur douce, modérée : prospérité, plaisir, joie et santé ; 28, 56, 62. — De mer : honneur sans profit ; 25, 59, 69.

BAISER la terre : humiliation et chagrin ; 11, 12, 85. — Les mains de quelqu'un : amitié, bonne fortune ; 10, 25, 59. — Le visage : témérité, suivie de succès ; 5, 9.

BALANCES : rappel à la justice ; 16, 53, 81.

BAL ; s'y trouver, assister à la représentation d'un ballet : joie, plaisir, récréation, succession ; 3, 40, 62.

BALAYER sa chambre : réussite, 3, 9,— Balayer son logis : confiance bien placée ; 7, 26. — Une cave : mauvaises affaires ; 1, 73, 81

BALAYEUR DE CHEMINÉE : en voir un se promenant : Profit médiocre, embarras de ménage ; 7, 67.

BALEINE : grand péril ; 86, 90.

BALLE ; y jouer : fortune favorable ; 8, 34. — La voir rouler devant soi : retard de fortune ; 2, 29.

BALLON : élévation de peu de durée ; 25, 82, 90.

BANC : offre trompeuse de service ; 1, 41, 61.

BANCALLE ou BANCROCHE; en voir marcher :
dérangement dans ses affaires ; 2, 31.

BANNISSEMENT : y être condamné : changement
de situation ; 50, 58, 59. — Y condamner autrui : changement en mal : 75, 85.

BANQUEROUTES : expédition d'affaires ; 35,
51, 54.

BARBARE ; commettre une action barbare :
chagrin ; 7, 33, 75.

BARBE ; l'avoir grande et belle : persuasion, pers-
picacité, réussite complète dans toutes entreprises ; 1, 15, 61. — Noire : perte et soucis ; 52,
86. — Rousse : faute prochaine ; 15, 19. — BARBE
arrachée ou rasée : perte de biens, d'honneurs
ou de parents pour celui à qui on la voit telle ;
14, 45. — BARBE, n'en point avoir naturelle-
ment : richesse ; 59. — BARBE : se donner beaucoup de peine à l'arracher : entreprise ruineuse, accroissement de misère pour celui
auquel on l'arrache ; 21, 31, 81. — BARBE
à une jeune fille, mariage prompt et avan
tageux ; 1, 45, 90. — A une femme mariée :
abandon prochain, qui la réduira à conduire
seule le ménage ; 9, 69. — A une femme grosse :
naissauce d'un fils ; 8, 89. — BARBE et cheveux,
les couper à quelqu'un : perte au songeur,
profit à celui à qui le songeur les coupe ; 6, 14,
31. — BARBE ; la laver : tristesse. Voyez RASER.
La voir sèche : joie ; 15, 29, 86.

BARBIER. Voyez BARBE, COIFFEUR, RASER.

BARRES (jeu) : concurrence pour un emploi, ou
dans le commerce, 51, 69.

BARILS et tonneanx : abondance, richesses ;
14, 26, 33.

BAS de soie : pauvreté ; 7, 25, 29. — De fil ou co-
ton ; fortune médiocre ; 9, 29, 89. — Les ôter :
retour d'aisance ; 6, 19. — Les voir percés :
apparence trompeuse de fortune ; 16, 98.

BASILICS. Voyez Scorpions. — Basilic ; Voyez
Monstre.

BASTILLE ou chateau fort: résistance imprévue;
40, 41, 88.

BATAILLE. Voyez Combats.

BATEAU A VAPEUR ; le voir arriver, nouvelle
inattendue, heureuse pour les hommes, défavorable pour les femmes, 19, 61.

BATEAU : s'y promener sur l'eau : jolie, prospérité, sûreté dans les entreprises, si le temps
est calme et l'eau tranquille; 68, 76. — S'il fait
un orage si l'eau est ajoutée : c'est le contraire;
15, 52, 82. — Bateau, ou navire en danger de
faire naufrage : grand péril pour le songeur,
à moins qu'il ne soit alors retenu captif ou
prisonnier, en ce dernier cas, ce songe lui
annoncerait sa délivrance; 62, 89.

BATIR une maison : ennui, perte, maladie;
4, 26, 60. — Batir un tombeau. Voyez Tombeau. — Batir des autels, ou une église. Voyez
Autels.

BATON ou baguette que l'on tient : tristesse; 5,
86. — S'appuyer dessus en marchant: infirmité,
maladie; 81, 89, 90. — Baton: en frapper un
inconnu ; domination, profit, heureuse nouvelle, 15, 19, 29.

BATTRE son mari : crainte de la femme et amour
du mari; 9, 26, 52. — Son amant ou sa maîtresse : danger d'être prochainement découvert,
amours troublés par quelque incident; 2, 59.
—En être battu : mystère impénétrable, trouble; 57, 90.

BÉGAYER, bègue : résolution prompte et inva-
riable; 8, 26.

BELETTE : amitié pour une méchante femme,
16, 19. — Voyez Renard.

BÉLIER ; être heurté par un de ces animaux :
châtiment ou affliction venant du souverain ou

simplement d'un supérieur; 51, 61.— BÉLIER ;
en trouver le foie, le poumon, la moëlle. Voyez
FOIE.

BELLE (se trouver avec sa) : tentation, passe-
temps agréable ; 10, 11, 12.

BÉNI ; être béni : joie ; 24, 42, 57.

BÉQUILLES : infirmité; 21, 58. — Les rompre :
rétablissement prochain ; 1, 68, 86. — Marcher
avec : perte au jeu ; 10, 19, 86.

BERCEAU d'enfant : fécondité, 1 , 20, 62. — De
verdure : chagrin, souci ; 19, 21, 62.

BERGER ou BERGÈRE : soins personnels à donner à son bien , à ses affaires ; 8; 10, 18.

BESTIAUX, tels que brebis, moutons, vaches,
chevaux , chèvres, etc.; en avoir une grande
quantité : abondance et richesse; 18 , 28 , 68,
BESTIAUX, les garder. Voyez BOIS.

BÊTES ; les voir courir : chagrins amers; 1, 20.—
En être poursuivi : offense de la part d'ennemis ; 2 , 21. — Les entendre parler : tristesse ;
6, 62. — Leur parler : mal prochain ; 4, 20.
Se débattre avec elles (surtout si elles sont à
4 pieds) : souffrance, infirmité; 29, 77, 88.

BEURRE ; en manger : sujet prochain de haine
entre parents ; 31 , 50. — Le battre : paix profonde ; 18 , 64.

BIBLIOTHÈQUE : savant ou homme de robe à
consulter ; 14, 61.

BICHE en avoir une : contentement, profit ; 12,
81. — Avec ses petits : richesse en proportion
de leur nombre; 2, 72, 82.

BIEN ; en faire : satisfaction intérieure, profit
certain ; 1, 90. — Avoir de grands biens :
sujet de tristesse; 8 , 62, 82.

BIÈRE ; en boire : fatigues sans profit, perte de
temps, 10, 35.

BILLARD : affaire hasardeuse, profit incertain ;
72, 75, 82.

BILLET de loterie; si l'on voit les numéros : réussite; 8, 25, 28. — Sinon, dépense inutile, prodigalité; 2, 62, 82.

BISCUIT de mer; en manger : profit, santé; 2, 12, 28. Voyez Gateau.

BLANC; en être vêtu. Voyez Vêtement.

BLANCHISSEUR ou **BLANCHISSEUSE** : disculpation; 2, 25, 62. Voyez Lessive, Savon.

BLÉ en épis : profit et richesse pour celui qui le recueille; 14, 28, 76. — Blé entassé en grande quantité : abondance de biens et grands profits; 1, 79. — En petite quantité : famine et misère; 2, 66, 82. — En porter : infirmités; 6, 26, 76. — Blé; voir du blé en tas, brûler et se consumer : famine, disette; 2, 28. — Sans qu'il se consume, fertilité, abondance de bien en faveur de qui fait ce songe; 6, 25, 61. Voyez Semailles. — Blé dans une grange. Voyez Grange.

BLESSURES; en recevoir d'un loup : ennemis perfides; 1, 11, 56. — Blessure guérie : exaltation de sa propre gloire, ostentation; 1, 90. — En panser une : services qui seront payés d'ingratitude; 88, 89.

BOEUF : serviteur fidèle et de grand secours, paix intérieure; 2, 54, 68. — En voir de très-gros : bon temps, félicité prochaine; 1, 54. — Maigres : cherté de grains, famine; 18, 31. — En voir qui montent : mal et fatigue; 11, 14, 26. — Blancs qui sautent : honneur, profit, dignités; 12, 52, 59, 64. — Noirs : péril imminent; 24, 52, 63. — Rouges : péril de vie; 8, 17, 25. — Boeufs au labour : avantage inappréciable; 59, 61. — Sans cornes : ennemis désarmés; 62, 68. — Qui se battent : naissance d'inimitié; 8, 80, 88. — Allant boire : mauvais signe; 13, 15.

BOIS : être dans les bois ou prairies , ou garder des bestiaux : honte et dommage aux riches ; aux pauvres ou villageois : profit et honneur ; 18 , 24, 26. — BOIS : en porter. Voyez OUVRAGES RUDES.

BOITEUX : l'être, ou voir quelqu'une de ses connaissances en cet état : infamie et déshonneur pour la personne qui boite, paresse, inaction ; 1 , 10 , 15. — Si elle est en prison : châtiment proportionné au crime; 2 , 16 , 28. — Si elle est riche ; insuccès dans les affaires ou entreprises ; 5 , 19 , 69.

BONBONS. Voyez DRAGÉES.

BONNE AVENTURE. Voyez HOROSCOPE.

BONNET. Voyez COIFFURE. — De nuit : moment de quitter les affaires; 2, 39, 81.

BOTTES. Voyez NEUFS.

BOUC ; en voir un troupeau : héritage ; 28 , 90. — En trouver le foie, le poumon, la moëlle. Voyez FOIE.

BOUCHE ; l'avoir fermée sans pouvoir l'ouvrir : perte d'appétit; 2 , 80 , 90. — L'avoir infecte : mépris public , trahison de serviteurs ; 86, 88. — Plus grande que de coutume : accroissement d'honneurs et d'opulence dans la maison ; 2, 21.

BOUCHER, BOUCHERIE; catastrophe ruineuse; 1, 10, 23.

BOUDINS; en faire ou en voir : peine. — En manger : visite inattendue : 70, 84.

BOUDOIR incendié. Voyez GARDE-MANGER.

BOUE ; marcher dedans ou parmi des épines : maladie; 6, 60. — En être couvert : pauvreté, misère : 62, 82.

BOUGIE ; en voir allumer : naissance. — En faire voir : salaire et contentement; 1, 11.

BOUILLI (BŒUF BOUILLI); en manger : mélancolie ; 2, 50.

BOUILLIE (de la) en manger : gain et profit
16 , 25

BOULANGER : bonne année , nouvelle agréable,
7 , 20 , 27 , 36 , 81.

BOULETS de canons: détresse profonde, inquiétude ; 6, 68.

BOUQUETS à la main et au côté: joie, satisfaction momentanée; 15, 28, 78, 82.

BOURREAU. Voyez Boucher.

BOURSE pleine: chagrins, peine, misère, avarice ; 2, 60. — Vide: aisance, contentement
d'esprit; 10, 20, 69.

BOURSE de commerce: négoce, opérations sûres, succès; 5, 15, 25.

BOUTEILLE : joie, chanson; 14, 28, 64.— Cas-
sée: tristesse ; 57, 82.

BOUTIQUE incendiée et consumée : perte de
biens et possessions; 2, 35, 90.

BRAS ; en avoir un coupé : c'est l'annonce de la
mort d'un parent ou domestique; mâle, si c'est
le bras droit ; femelle, si c'est le gauche ; 18,
73, 85.— Les deux bras coupés : captivité ou
maladie.— Bras rompus ou amaigris: pour un
simple particulier , c'est affliction , maladie,
détresse dans la famille; pour un homme placé
dans un rang élevé, c'est désastre public, tel
que perte d'armées, famine ou contagion; pour
une femme mariée, inconstance, séparation,
pour le moins; 81, 89, 90.— Sales: détresse;
10, 60, 80.— Bras enflés: richesses pour frères ou parents très-affectionnés; 12, 16, 19. —
Bras forts et robustes : bonheur, guérison :
délivrance : 18, 21, 51.— Déliés et bien pris:
grâces à recevoir; 26, 28, 30.— Plus grands et
plus robustes que de coutume : joie, et profit;
venant d'un fils ou d'un frère, richesse inattendue; 9, 19, 29.— Si c'est une femme qui
fait ce songe: accroissement de fortune et de

puissance pour son mari ; 69 , 89 , 90. — BRAS velus : acquisitions de nouvelles richesses ; 90.— Couverts de gales ou d'ulcères. Voyez ULCÈRES.

BREBIS qui se battent : peines , fatigues , souffrances ; 1, 52, 65. Voyez BESTIAUX.

BRIGANDS (être attaqué par des) : perte de parents , d'enfants ou de fortune ; 2, 10, 18.— En être tué , héritage enlevé ; 82, 90.

BRODERIE ; voir broder : ambition ; 1, 9, 29, 82, 85.

BROCHE ; la tourner. Voyez OUVRAGES RUDES.

BROUILLE entre amants : mariage avantageux ; 2, 53, 55. — Entre amis : déclin de fortune ; 6, 16, 61.

BRÛLER son lit , ou le voir brûler ou se consumer : dommage , danger de mort à la femme du songeur ; 2, 12, 32. — Si c'est une femme qui fait ce rêve, elle ou son mari en courent le danger ; 10, 16. — BRULER, se voir brûler à petit feu et endurer du mal : signe d'envie, de déplaisirs, colère et querelles ; 68 , 69 , 81. Voyez INCENDIE.

BUCHER , bûches : fautes inévitables, chagrins, 40, 48, 87.

BUCHERON : fautes réparés ; 16, 86.

BUISSON ; se cacher derrière : danger imminent ; 7, 21, 39.

BUTOR. Voyez OISEAU DE NUIT.

C.

CABALE au spectacle : caquets , propos malveillants ; 1, 31, 81. — Cabale pour la loterie : plaisirs en société ; 3, 35, 83.

CABANE dans les bois : travail pénible, fatigue ; 2, 18, 87.

CABARET ; y faire bonne chère avec des amis :

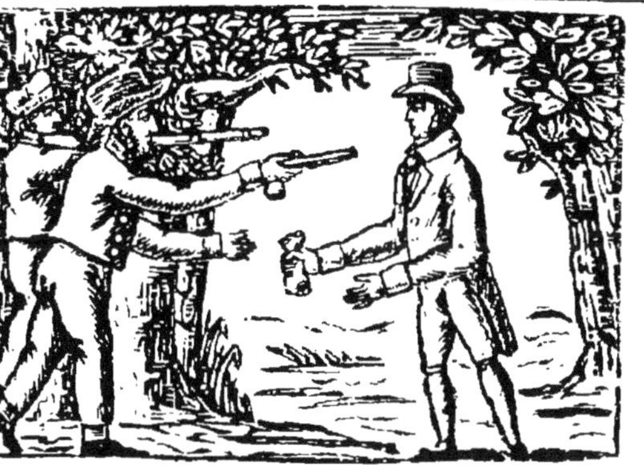

En être tué :
Héritage enlevé ; 82, 90.

En être attaqué :
Perte ; 2, 10, 18.

BRIGANDS (page 40).

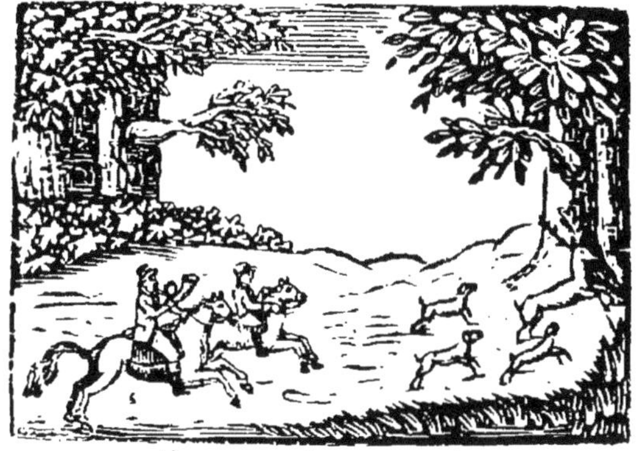

En revenir :
Gain assuré ; 43, 69, 80.

S'y trouver : Accusation
d'escroquerie ; 7, 71.

CHASSE (page 46).

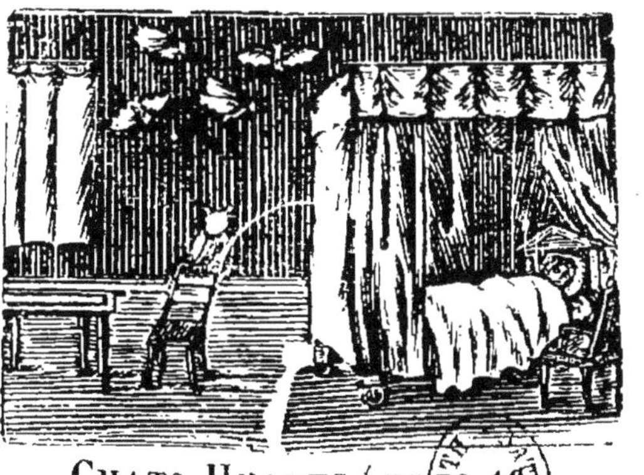

Réunis avec d'autres oiseaux :
Perte prochaine ; 38, 84.

En voir :
Enterrement ; 61, 63.

CHATS-HUANTS (page 46).

joie et consolation ; 79 , 84 , 90. — S'y trouver
seul : honte , chagrin ; 23, 76.

CABINET ou boudoir en flammes. Voyez Garde-
manger.

CABLES et cordages de navires : nouvelles prochaines des débiteurs et correspondants ; 13,
67, 75.

CABRIOLET ; aller dedans : bonne fortune ; 31,
67: — Derrière : médisance ; 13, 67.

CABRIS ; en voir : consolation ; 15.

CACHET. Voyez Sceau , Scellé.

CACHOT. Voyez Prisons.

CADAVRE. Voyez Mort.

CAFÉ , en voir ou brûler : peine et tribulation :
3, 86. — Boutique de limonadier : peine et
ruine d'autrui ; 68, 73.

GAGE : danger de prison ; 6 , 36 , 70. — Avec les
oiseaux : liberté recouvrée ; 31, 51, 81.

CAILLES : nouvelles facheuses venant de la mer,
débats, larcins , embûches dont on se tirera
difficilement ; 40, 80.

CAMELEON ; en voir un sur une branche d'arbre : mobilité de sentiments , transformations
successives ; 25, 52.

CAMPAGNE ; y aller en partie de plaisir : danger
de perdre son bien ; 9, 65. — Campagne ; y faire
ses affaires : joie, profit, santé ; 26, 67,

CAMP (être dans un) : persécutions ouvertes de
la part d'ennemis ; 18, 73.

CANIF : inconstance, infidélité conjugale; 3, 36.

CANON ; l'entendre tirer : perte prochaine ,
déception ; 1, 10.

CANTIQUE ; en chanter : faiblesse, infirmité ;
61, 76.

CAPUCIN ; raccommodement , oubli d'erreurs;
8, 25. Voyez Hermite.

CARDINAL : avancement dans la profession qu'on
exerce ; 3, 15, 50.

CARNAGE : perte de fortune , dommages; 8, 24 , 49.

CARTEL ; en envoyer un : infamie; 39, 61. — Le recevoir : réconciliation ; 38, 63.

CARTES ou DEZ ; y jouer : tromperie dont on sera la dupe, perte de biens par suite des complots des méchants ; 9, 55.

CASCADE ou CHUTE D'EAU ; en voir une : biens en abondance ; 37, 46.

CASSETTE. Voyez COFFRE.

CASSIS : détresse ; 78, 79.

CAVALIER en bas de son cheval : perte quelconque ; 5, 12, 89. — Si on l'y remplace : succès ; 23, 47.

CAVE : vendange prochaine ; 6, 9.

CAVERNE. Voyez SOUTERRAIN.

CEINTURE neuve : honneur ; 84, 89. — Rompue : dommage : 20 , 78. — Usée : travail , peine : 70, 83. — CEINTURE d'or : gain à qui la porte, 7, 17. — D'argent : profit un peu moindre ; 87.

CERBERE. Voyez CHIEN à plusieurs têtes.

CERCUEIL ; en voir un : amendement ; prier auprès de celui d'un parent : douleur profonde qui déterminera un changement de conduite : 4, 6, 66

CERFS ou daims ; les voir : gain ; 71. — Les tuer, en voir la dépouille ou seulement le bois : héritage provenant d'un vieillard : triomphe sur des ennemis faibles et craintifs ; 17, 81.

CERF ; en voir courir un ou un lièvre. Voyez LIÈVRE.

CERF VOLANT ; fausse gloire ; 36, 63.

CERISES : plaisir, santé ; 3 , 59. — En manger : nouvelles ; 8 , 83. — Si elles sont aigres : pleurs ; 19. 89.

CERVELAS ; en faire : passion ; 27, 39 , 78. — En manger : amourette pour les jeunes gens ; pour les gens plus agés : santé ; 66, 67.

CERVEAU; l'avoir sain et bien portant: sagesse et réussite dans tout ce qu'on entreprend ; 3, 29. — Malade et chargé d'humeurs : perte, réputation de maladresse , dangers à courir ; 9, 22.

CHAINE : mélancolie ; 7, 75. — La briser : tourment; 17, 78.

CHAIR humaine; en manger: fortune acquise par des moyens répréhensibles, fatigue; 66, 76.

CHAIRE ; y monter : hommages publics ; 89.

CHAISE : distinction; 16, 73.

CHAMBRES : en voir dans les bois : travail pénible ; 58, 69, 75.

CHAMEAU : richesse; 66, 71, 74.

CHAMP de blé, de millet, de légumes. Voyez ces mots.

CHAMPIGNONS : longue vie: 4, 37, 86.

CHANDELLE ; en fabriquer : joie et satisfaction ; 9, 13, 74. — Chandelle allumée et brillante : réussite dans les affaires pour la personne bien portante, santé pour le malade ; pour ceux qui vivent dans le célibat : prompt mariage, réussite , honneur et profit dans ses entreprises. Flambeau ou Lanterne allumée et brillante : même signification ; 43 , 63. — Chandelle, Lanterne ou Flambeau éteint ou obscur : tristesse , maladie, détresse, retard dans les affaires; 61, 71. — Chandelle allumée; avec ou sans peine. Voyez Feu.

CHANGEMENT de sexe, lorsque c'est une femme qui en change : conception d'un enfant mâle qui fera honneur à la famille; 9, 11 — Lorsque c'est un homme : déshonneur, infâmie; 18, 83.

CHANT des oiseaux : amour, joie, plaisir, parfait contentement; 2, 3. 6.

CHANTER : afflictions et larmes; 19, 86.

CHANTEUR ou Chanteuse : gémissements, plaintes , 2, 39.

CHAPEAU déchiré ou sali : dommage ; 1 , 55.
— Chapeau neuf. Voyez Neuf.

CHAPELLE Voyez Eglise.

CHAPON qui chante : tristesse , ennui , mécontentement ; 13, 73, 83.

CHARBONS ; en manger : dommage ; 15. — En voir allumés et ardents: précautions à prendre contre ses ennemis, honte et reproche ; 85. — Eteints: expéditions d'affaires, selon qu'ils sont plus ou moins en braise ; 7, 30 , 31.

CHARDONS : trahison ; 87.

CHARIOT , en descendre : perte d'emplois ou de dignités ; 17, 21.

CHARRETTES: indisposition prochaine;13.—En descendre : perte d'honneur, honte publique, condamnation ; 35, 67.

CHARRUE attelée , sujet d'espoir; 1, 46.

CHASSE , s'y trouver : fatigue inutile ; 7 , 71. — En revenir: gain assuré, contentement ; 43, 69, 80.

CHASSIE. Voyez Aveugle, Vue, Yeux.

CHAT : larron subtil, trahison de proche parent ; 13, 31. — En battre ou tuer un : prise ou mort d'un larron ; 7 , 87. — En manger la chair, c'est faire rendre gorge au larron ; 19 , 37. — En avoir la peau , c'est rentrer dans les biens dont on avait été dépouillé, et même obtenir la dépouille du larron; 81, 89. — Chat couché ou endormi : demi-succès ; 8. — Furieux et sautant sur quelqu'un : attaque de voleurs ; 18, 19. — Chat. Voyez Egratignures. — En accoucher. Voyez Monstre.

CHAT-HUANT ; en voir : enterrement; 61, 63. — Réunis avec d'autres oiseaux : perte prochaine: 28, 84. Voyez Oiseaux de nuit.

CHATAIGNES. Voyez Noix.

CHATEAU; bon signe; 25.— Y entrer espoir flatteur ; 86. — Chateau incendié et consumé:

dommage, maladie du propriétaire ;3 , 87. Chateau fort. Voyez Bastille.

CHAUSSURE élégante : honneur, profit venant
de la part des subordonnés ; 69 86. — En
mauvais état : honte et perte à endurer, pauvreté ; 9. 18, 81.

CHAUVE-SOURIS blanches : demi-réussite ; 7, 70.
— Noires : affliction ; 17 , 71. Voyez Oiseaux de
nuit.

CHEMIN ; en suivre un droit et facile : joie, prospérité; succès ; 3, 8. — Apre et fatiguant : sens
absolument contraire ; 79.

CHEMINÉE : joie, surtout si le feu y est allumé
1, 8. Voyez Feu.

CHEMISE : bien-être à venir ; 1, 3. — Oter la sienne : espoir trompé ; 40 , 76. — En voir une
déchirée : bonne fortune; 8, 88.

CHÊNE épais et touffu : profit, richesse, longue
existence ; 38, 68.

CHENILLES. Voyez Scorpions.

CHEVAL : généralement d'un heureux augure; 25,
68.—En prendre ou monter un : succès assuré;
24 , 36. — En tondre un : fausse accusation ;
10 , 20 , 30. — Cheval noir : épouse riche et
méchante : perte et dommage; 1, 24. — Blanc;
épouse belle et vertueuse : biens à amasser ; 2,
26. — Cheval qui cloche : embarras ou oppo-
sition aux entreprises que l'on formera, contrariétés ; 8, 23.

CHEVAUX attelés : affaire en bon train ; 23. —
Chevaux. Voyez Bestiaux.

CHEVEUX noirs, courts et crépus: tristesse et infortune; 54 — Cheveux et têtes bien peignés;
amitié, fin de mauvaises affaires; 18 , 28. —
Cheveux mêlés : ennui, douleurs, outrages,
querelles; 1, 11. — Tombants : perte d'amis;
21, 45. — Cheveux ; ne pouvoir démêler les
siens : procès et longs travaux ; 37, 39.

CHÈVRES blanches : profit ; 2, 19. — Noires : infortune ; 20. — En avoir à soi : heureuse médiocrité ; 3, 27. — Chèvres. Voyez Bestiaux.

CHIEN ; jouer avec un chien : dommage ; 3, 33.— Avec plusieurs : Avarice ; 6. — Blancs : bonheur prochain ; 72. — Noirs : trahison d'amis, 83. — Enragé : craintes fondées ; 37, 70.— Aboyant : turpitude, ingratitude, frayeur ; 18, 39. — Et chat : dispute, contradiction ; 65. — Et chienne : libertinage ; 12.— Chien ; s'il appartient au songeur : services de la part d'un ami fidèle, courageux, infatigable, un bon serviteur ; 27, 41. — S'il lui est étranger : ennemis crapuleux, infâmes ; 19, 68. — S'il déchire les habits : médisance de la part d'un être vil, qui cherche à ruiner celui dont les habits sont déchirés ; 52, 63. — S'il mord : chagrins suscités par des ennemis ; 29, 43. — Chien à plusieurs têtes, tel que celui des enfers dans la mythologie : péché, saisie, exécution ; 89.

CHIENS qui se battent : embûches à craindre; 7. — qui aboient : calomnie ; 77. — Si l'on en est contrarié : victoire proportionnée sur ses ennemis ; 67, 89. — Chiens amenés de toutes parts : levée de gens de guerre ; 88.

CHIFFRES, au-dessous de 90 : incertitude ; 45.— Au-dessus : réussite, succès ; 90.

CHIFFRER ou calculer : nouvelles.— Sans trouver son compte : tromperie, accusation ; 7, 71.

CHOCOLAT en poudre : plaisir, joie et santé ; 16, 86, 90.

CHOSES, en goûter de douces : fraudes.—En manger d'amères : infirmités ; 3, 7, 90.

CHOUX, en manger : ennui et tristesse à venir ; 18, 21.

CHOUX-FLEURS : joie, honneur sans profit ; 4, 54.

CHOUETTE. Voyez Oiseaux de nuit.

CHUTES. Voyez Tomber.

CIDRE, en boire : dispute, animosité, désordre ; 1 , 56.

CIGALES, sauterelles, hannetons, grillons, parleurs insupportables, mauvais musiciens: perte de récolte, par vol ou autrement, mauvais issue de la maladie ; 48.

CIGNES. Voyez Cygnes.

CIGOGNES, deux à deux : mariage, postérité nombreuse et bien élevée ; 89. — Cigognes ou grues en l'air : approche des ennemis et des voleurs ; 48, 63. — Si c'est l'hiver : temps de désastre ; 29, 87.

CIMETIÈRE : prospérité prochaine; 5, 13. Voyez Tombeau.

CITERNE, y tomber : calomnie ; 28 , 67.

CLAVECIN (toucher du) : dispute, difficulté entre amis ; 1, 88.

CLEF : accès prochain de colère surtout si on la perd, 28, 32, 77.

CLOCHER : fortune, puissance, élévation; 24, 33. Renversé : perte d'emplois ; 48.

CLOCHES, les entendre : alarmes, querelles, sédition, diffamation ; 6 , 18. — Les voir sans battants : impuissance ; 12, 73.

CLOUS de fer : atteinte à la réputation ; 18, 43— Clous. Voyez Dartres, Pustules, Ulcères.

CLYSTÈRES : affaires embrouillées ; 3.

COCARDE, porter celle de son pays : courage, vigueur, conduite honorable ; 8 , 62. — Celle de l'ennemi: trahison, mauvaise foi, inquiétude ; 39 , 48.

COCHE d'eau : lenteur, patience, impassibilité ; 1, 40.

COCHON. Voyez Pourceau.

COIFFEUR : péril prochain ; 1, 2, 3.

COIFFURE, en porter une élégante, et se croire plus aimable et au-dessus de son état : danger de ma-

ladie ou perte de biens ; **21, 38, 46.** — **En por-**
ter une d'un autre sexe que le sien : perte d'autorité pour les hommes, accroissement de pouvoir et de satisfaction pour les femmes ; **17,
26, 76.**

COEUR malade et souffrant : maladie prochaine et
dangereuse à proportion de la souffrance ; **6,
28.** — Blessé : si le songe indique une femme,
ou lui arrive, il retombe sur le mari ; **15, 68.**
— Si c'est une demoiselle, sur son père ou son
amant. **69.**— Coeur, n'en point avoir ou le perdre : nuit prochaine, triomphe d'ennemis mor-
tels ; **10, 80.**

COFFRE plein : abondance ; **14.**—Vide : misère ;
3, 41.

COL, sens général : honneur, fortune et succession ; **8, 52.** — L'avoir plus grand, plus gros
que de coutume : honneur, richesse, puissance
en proportion du rang qu'on occupe dans le
monde ; **13.** — Menu, dénote le contraire ; **23,
42.**— Lié ou étranglé par la main de quelqu'un
assujétissement à la personne vue en songe ; **26,
63.** — Col enflé : richesse pour le songeur ; **49.**
— Col enflé par tumeur ou abcès ; maladie prochaine ; **67.** — Col de travers ou penché d'un
côté : honte, dommage, infortune ; **77.** — Trois
têtes sur un col. Voyez Tête.

COLÈRE : fin d'une affaire dès longtemps en sus-
pens ; **87.**

COLIQUE : chagrins domestiques, soucis cuisants ; **53.**

COLLÈGE. Voyez Étude.

COLLIER : honneurs, dignités, cérémonies ;
30, 90.

COLOMBES : honneur et plaisir dans le ménage,
20, 34, 46.

COLONNES, leur renversement : signe de maladie
grave et prochaine ; **1, 44.**

COLOSSE : ruine prochaine ; 11, 17.

COMBAT : danger de persécution ; 29.

COMBATTRE avec des sages : punition de nos ennemis ; 10, 29, 44. — Avec des insensés : perte de procès ; 1, 42 49.

COMÉDIE, en voir jouer une ou bien des farces, des parades : bonne issue de l'affaire dont on s'occupe ; 45, 46, 66.

COMÉDIES, en lire. Voyez Lire.

COMÈTES: querelles, discorde, guerre, peste ou famine ; 1, 3.

COMMANDER à quelqu'un : ennui ; 1, 4, 11.

COMMERCE : s'occuper du sien faveur prochaine: 33, 38.

COMMERCER en laine: profit ; 77.—En fer: malheur et perte ; 18, 21. — En toile, satin, velours ou autres étoffes : joie et profit ; 84.

COMMODE. Voyez Meuble.

COMMUNIER : sûreté d'affaires ; 6, 23, 40.

COMPAGNIE (converser en) : danger de pluie ; 11, 35.

COMPTER. Voyez Nombre.

COMPTOIR: suspension de paiements momentaniée ; 33.

CONCERT de voix ou d'instruments. Voyez Instruments.

CONCOMBRES ou melons, en manger: faux espoir ; prompte guérison, si le songeur est malade; 1, 3.

CONCURRENT. Voyez Ennemis.

CONFESSEUR : ordre à mettre dans ses affaires ; 3, 37.

CONFITURES, en manger: profit ; 40.—En faire, Voyez Patisserie.

CONSEIL, en donner à autrui sur la profession qu'on exerce soi-même ; le conseil s'applique à autrui ; sur une profession qu'on n'exerce pas, il s'applique à celui qui le donne ; 48, 80.

CONVULSIONS : banqueroute frauduleuse d'un débiteur ; 50, 63.

COQ chantant : joie et félicité ; 18, 23. — Pondant profit sans gloire ; 21, 61.

COQS (combat de) : querelles, batteries ; 77.

COQUILLAGE vide ; perte de temps ou de créance ; 33, 40 — Plein : espoir de réussite, 28.

COR. Voyez INSTRUMENT A VENT.

CORBEAUX : malheur et disgrâce, notamment pour le mari auquel cela présage des tentatives sur sa femme, et pour la femme à qui cela annonce que son mari a peur qu'elle ne veille sur lui ; 1, 12. — Au vol : danger de route pour la personne vers laquelle ils se dirigent ; 28, 63. — Croassant : tristesse ; 10.

CORBEILLE : accroissement de famille et de fortune ; 5, 90.

CORDAGES. Voyez CABLES.

CORDES ou CORDONS : embarras, fatigue, danger ; 28, 34.

CORMIER. Voyez NÉFLIER.

CORNEILLE, en voir une : affaires promptement terminées ; 56, 64.

CORNES sur la tête d'un autre : danger pour le songeur, dans sa personne ou dans ses biens ; 11. — En porter : domination, grandeur, autorité. — De bœuf ou de quelque animal furieux : colère, orgueil, témérité, supplice infâme ; 1, 21, 41. — CORNES, animal portant des cornes, en trouver le foie, le poumon, la moëlle. Voyez FOIE.

CORPS, en avoir un robuste : autorité ; 10, 30, 45. — En voir tomber : infirmités, malaise ; 39, 41, 76.

COSAQUES Voyez BRIGAND.

COTÉ enflé : richesse pour la femme ou le mari ; 7, 77.

COTES (elles représentent : celles du haut, l'é-

poux ou l'épouse; celles du bas, la famille).
— Les avoir rompues ou enfoncées : querelles
entre époux, suivies de grand repentir, ou
seulement avec des parents ou parentes, selon
qu'elles sont plus ou moins levées, et aussi
selon le sexe du songeur ; 18, 28. — Les avoir
plus fortes et plus larges que de coutume : bonheur conjugal, contentement venant de la famille ou de ceux qui font valoir les biens ou les
affaires du songeur ; 82, 88.

COTILLON. Voyez Jupon.

COUCHER avec un nègre ou un homme d'une lai-
deur repoussante : maladie, déplaisir ; 28, 42.
— Avec un bel homme : peine ennui, perte,
duperie ; 5. — Avec une femme qui déplaît :
chagrins non justifiés ; 57, 75. — Avec une
femme agréable et belle : trahison, embûches ; 42, 80. — Avec une femme de mauvaise
vie : sûreté ; 17, 23. — Coucher avec son mari
(lorsque dans la réalité il est absent) : mauvaises nouvelles, tristesse prochaine; 85 —Avec
sa femme : amitié, joie, profit ; 90. — La
mère avec sa fille : consolation, ou plutôt rési-
gnation nécessaire ; 62.

COUCHES. Voyez Enfantement.

COUCOU, en voir ou en entendre chanter : plaisir
et bonne santé ; 27, 30.

COUPER les cheveux ou la barbe à quelqu'un.
Voyez Barbe. — Couper la gorge, la tête, ou
les avoir coupées. Voyez Gorge. Tête.

COURIR : heureux présage, bonne fortune ; 29.
Avec effroi : sûreté ; 48. — Avec précipita-
tion : bonheur inattendu ; 65 — Après son
ennemi : victoire, profit ; 77.—Nu: perfidie de
parents; 4.—Voir des gens courir les uns après
les autres : querelles, désordre ; 31. — Si ce

sont des enfants : joie, bon temps ; 46, 64. —
S'ils sont armés de bâtons ou d'autres ustensiles : guerre prochaine, dissensions ; 29, 30,
89. — COURIR: mauvais présage pour le malade qui croit courir ; 38, 80. — Pour la femme:
modes nouvelles ; 39, 89. — COURIR un lièvre, un cerf. Voyez LIÈVRE.

COURONNE d'or sur la tête : faveur du prince ou
protection d'un grand, respect de la part des
petits, présents, procès, tentation ; 44, 74.
— De fleurs : plaisirs sans remords ; 18. —
De ferblanc : perte de biens, maladie cruelle ;
28, 61.

COURSE. Voyez COURIR.

COUTEAU; en recevoir un coup dans la gorge: injures ou violences; 2, 12, 41.

COUTEAUX : injures, querelles ; 83, 89. — En
croix : batterie, meurtre ; 27, 37.

COUVERT, le mettre. Voyez TABLE.

CRAPAUDS : rupture entre amis, dispute, chagrin; 1, 46.

CRAVATE : mal de gorge ; 3. 6.—Oter la sienne :
rhume guéri; 2, 10.

CRÉANCES, en avoir, les revendiquer : misère,
détresse ; 78, 87.

CRÉANCIER, en recevoir la visite: sûreté dans les
affaires, mêlée cependant de quelques inquiétudes ; 46.

CRIMINELS, en voir plusieurs : mort de plusieurs
personnes de connaissance ; 27.

CROCHETEUR: assistance d'amis ou parents ; 2,
21. — Chargeur: demande refusée, contrariété ; 12, 63.

CROCODILE. Voyez NID, SCORPIONS.

CROIX : salut, bonheur, périls évités ; 34. — La
voir porter : tristesse ; 30. — Etre étendu à son
pied : repentir ; 21, 59.

CRUAUTÉ , en exercer une : tristessse , mécontentement ; 1, 87.

CRUCHE : perte par maladresse personnelle ou d'autrui; 34, 82.

CUISINE, la faire : caquets de femme ; 25 , 58. — La voir faire : médisance ; 10, 63. — Cuisine en feu : changement de serviteurs ou servantes, ou de l'un d'entre eux ; 64 , 86. — Y voir le chef à la besogne : invitation à un grand festin; 20, 73.

CULOTTE : sécurité ; 51.

CURÉ ou prêtre : mauvais présage, surtout pour les malades et les criminels ; 1, 22.

CURE-DENT : mauvais signe; 9.

CUVES pleines de vin : prospérité; 52. — D'eau : modération ; 63.

CUVETTE, en avoir une pleine d'eau sans en faire usage : joie dans la famille ; 10, 17, 18.

CYGNES : richesses et pouvoir ; 3, 64. — Noirs : ménage brouillé ; 1, 19. — S'ils chantent : mort ; 9, 11.

CYPRÈS : affliction , ou au moins retard dans les affaires ; 71, 78.

D.

DAIM. Voyez Cerf.

DAIS : espoir de guérison pour un ami malade; 6, 88.

DAMES , en voir en compagnie: caquets ; 4 , 88. — Dames à jouer : incertitude, calculs longs et pénibles; 28, 87. — Dames, y jouer. Voy. Échecs Dames dans les flammes et cruellement tourmentées : tristesse , repentir, ennui, mélancolie , maladie ; 6. 74. Voyez Enfer.

DANSER (voir) : infirmités; 8, 86. Voyez Pieds. — Danser agréablement : succès en ses entrepri-

ses ; 2, 8. — Danser devant une personne malade ou caduque : infirmités ; 3, 86.

DANSEUR de corde. Voyez COMÉDIE.

DARTRES, clous, gales, ulcères : richesses en
proportion de l'étendue de ces maux, faveur ;
8, 84.

DÉBRIS : gain inattendu ; 26, 82.

DÉCROTEUR: affaires à mettre dans les mains de
l'homme de loi ; 45, 76.

DÉJEUNER. Voyez REPAS.

DÉLUGE : perte de récolte, de vendange, désastre ; 27, 87.

DÉMANGÉAISON: faute prochaine; 17, 28. Voyez
POUX.

DÉMÉNAGEMENT: mauvaise nouvelle, surtout si
c'est un débiteur qui déménage ; 28, 74.

DÉMON. Voyez DIABLE.

DÉNICHER. Voyez NID.

DENTISTE: mensonge, tromperie ; 28, 37, 75.

DENTS (N. B. Elles représentent les parents ou
les meilleurs amis).—Celles de devant, les enfants ou parents au plus proche degré. —Celles
du haut, les mâles.— Celles du bas, les femelles.
—La dent œillère de droite se prend pour le
père; de gauche pour la mère ; — Les grosses
représentent les amis ou parents éloignés.

DENTS plus belles, plus fermes et plus blanches
que de coutume : joie, santé, prospérité, amitié, bonnes nouvelles de parents ; 46, 67. —
DENTS, en avoir des plus grandes les unes que
les autres, de sorte que cela gêne à parler et à
manger: querelle de famille, procès pour succession ; 47, 64. — DENTS, les polir et blanchir :
argent que l'on comptera à ses proches ; 88.

DENT plus longue que les autres : affliction de la
part d'un parent; 48, — DENT gâtée ou perdue:

Soi-même agréablement :
Succès ; 2 , 8.

Voir danser :
Infirmités ; 8 , 86.

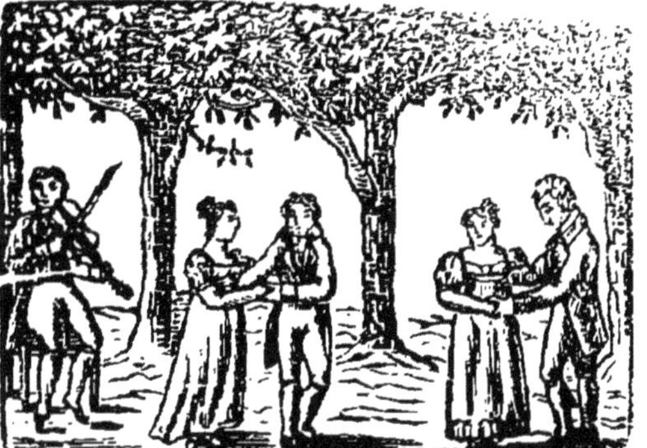

DANSER (page 55).

Le combattre :
Péril ; 9.

Causer avec lui :
Désespoir ; 2 , 7.

DIABLE (page 59).

En être emporté :
Présage funeste ; 84 , 88.

En être possédé :
Bienfaits du prince ; 78.

DIABLE (page 59).

4*

perte de parents ou d'amis, d'après l'explication
ci-dessus; 48. — Seulement ébranlée : maladie
ou affliction de parents ou amis ; 62.

DESCENDRE. Voyez ECHELLE.

DÉSERTEUR : nouvelle d'un absent ; 64, 68.

DESSIN : proposition qu'il faut refuser; 42.

DESSINER : amitié soutenue ; 24, 67.

DÉTERRER un mort : impiété ; 2, 48.

DEUIL : soucis de courte durée, joie, bals, festin ;
4, 69, 79.

DEVIN ou devineresse ; en consulter un : duperie, tourments mal fondés ; 15, 42, 54. Voyez
HOROSCOPE.

DEZ à coudre: vaine recherche d'ouvrage; 1, 11,
70.— DEZ (gagner au jeu de) : héritage venant
de quelque parent ; 9, 78, 87. — DEZ. Voyez
CARTES.

DIABLES, en voir : triste présage pour les malades d'un âge avancé; 14. — Pour les autres :
chagrin, mélancolie, accès de colère, maladie; 41.

DIABLE avec cornes, griffes, queue en fourche :
tourment, désespoir ; 7, 82. — Le combattre :
péril; 9. — DIABLE causant familièrement avec
soi : tentation prochaine, trahison, désespoir,
perte de biens ou de la vie ; 2, 7. — Etre emporté par le diable : présage des plus grands
malheurs; 84, 88. — DIABLE, en être possédé :
bienfaits du prince, vie longue et heureuse ;
78. — Le voir, en être poursuivi, le fuir avec
effroi: persécution de la part d'un grand, poursuites judiciaires ; 86. — DIABLE, le frapper et
le vaincre : triomphe sur ses ennemis, gloire,
vengeance d'un grand ; 9, 37. — En voir un
lorsqu'on est en prière: tentation à laquelle on
résistera ; 1, 90.

DIAMANS : fausse apparence de fortune ; 24, 34.
— DIAMANS, en ramasser : pertes, chagrins ;

2, 29. — En manger: grand profit, fortune, récompense ; 27, 28, 67.

DIARRHÉE : maladie, pertes, chagrins domestiques ; 47, 58.

DIEU, le voir face à face : consolation et joie. — Lui parler : joie et félicité pures ; 90. — S'il tend les bras au songeur : bénédiction, grâces divines, prospérité ; 68.

DINDONS : amis ou parents en danger de devenir fous ; 27, 40.

DINER. Voyez Repas.

DISCIPLINE ; se la donner ou la recevoir : pénitence à faire, châtiment à craindre ; 2, 89. — La donner à d'autres : imprudences, témérité ; 42, 72.

DISETTE : perte prochaine ; 76.

DISPUTE. Voyez Querelles.

DOIGT : se le brûler : envie et péché ; 8, 74.

DOIGTS coupés : perte d'amis ou de serviteurs : 76. Voyez Mains. — Doigts ; en avoir plus de cinq à la main : nouvelle alliance, amitié, bonheur, profit, héritage ; 27, 62. — Doigts. Voyez Ongles. — Doigts, y avoir des bagues d'or. Voyez Bagues.

DOME : trésor caché ; 26, 61.

DOMESTIQUES. Voyez Laquais.

DON ; en recevoir un de quelque grand seigneur: changement de fortune ; 3. — D'un homme: bons avis, contentement ; 14. — D'une dame : amitié. — D'un garçon: tribulation. — D'une demoiselle : contrariétés ; 6, 8, 90.

DONNER. Voyez au mot de la chose que l'on donne.— Donner un conseil. Voyez Conseil.

DORMIR : tranquillité trompeuse ; 2, 32.

DORURE (habit couvert de). Voyez Habits.

DOS ; voir le sien : infortune, vieillesse misérable; 28, 64. — Dos rompu, blessé ou couvert d'ulcères. Voyez Ulcères.

DOULEURS : épreuves dont on se tirera bien ; 3 , 16.

DRAGÉES, en manger : tromperie ; 68 , 72.

DRAGON (animal fabuleux) : richesse, trésors, visite à un supérieur, à un homme de robe, à un grand ; 7, 50.

DRAGONS. Voyez Soldats.

DRAPEAU ; le voir flotter : danger, craintes fondées ; 46 , 47. — Le porter : honneur ; 88. — En remettre un à son général : honneur et récompense ; 38, 89.

DUEL : brouille de ménage ou entre amis, rivalité dangereuse ; 27 , 87.

E.

EAU, la boire chaude : danger de la part d'ennemis furieux, d'autant plus que l'eau sera plus chaude ; 13, 73.—La boire froide : tranquillité d'âme, amis dévoués ; 12 , 21. — Eau en général : abondance et multiplication ; 7, 72. — Bénite : pureté, santé ; 77. — Chaude : maladie ; 13. — Croupie : danger de mort par maladie ; 13, 62. — Sauter dans l'eau : persécutions ; 1, 66 — En voir au-dessus de sa tête : profit ; 34, 61. — Eau, marcher sur l'eau : triomphe, succès ; 17. — Eau sortant d'un lieu où il ne peut s'en trouver : soucis, tourments, afflictions ; 1 , 76. —En recueillir une partie : la durée de la peine sera proportionnée à la quantité recueillie ; 8. — La voir tarir et disparaître indique un meilleur temps ; 81.—Eau, la passer : travail, sûreté ; 7, 60. Voyez Bateau. — Eau (s'énivrer en buvant de l'). Voyez Vin. — Eau portée dans un vase cassé, dans un linge, ou dans tout autre chose qui ne peut la retenir : pertes, dommages, par abus de confiance, ou vol domestique ; 6, 60. — Lorsque l'eau ne se perd pas, cela présage grande peine à garder son bien ; 7, 63.—Perte absolue, si l'eau s'épanche ; 9. — Cacher cette même eau, et ce qui la contient dans la terre : grandes afflictions pour celui qui la cache ; 12, 18. — EAU ; en répandre dans sa maison : peine et soucis en proportion de la quantité ; 77. — EAU. Voyez VERRE D'EAU. — EAU de rivière, ruisseau, étang, puits, lacs, etc. Voyez ces mots. — EAU tarie. Voyez RUISSEAU, FONTAINE, ÉTANG. — EAU ; tomber dedans. Voyez TOMBER.

EAU-DE-VIE : plaisirs crapuleux, maladie ; 53, 85.

ÉCARLATE ; habit de cette couleur : dignités, puissance, grande autorité ; 1, 11.

ÉCHAFAUDAGES : opérations folles et ruineuses ; 39.

ÉCHALOTTE. Voyez LÉGUMES.

ÉCHECS ; y jouer (ou aux dames) avec quelqu'un de connaissance : querelle prochaine avec cette personne. L'issue de la querelle sera la même que le succès du jeu ; 10, 71.

ÉCHELLE, y monter : gloire peu solide ; 23, 32. — En descendre tourments et peines ; 1, 2, 3.

ÉCHO : surdité ; 11. — Journal portant ce titre : absurdité ; 1, 90.

ÉCLAIRS, ou signes dans le ciel : discorde, guerre ; 15, 31, 86. Voyez ARC-EN-CIEL.

ÉCLAT de rire. Voyez RIRE.

ÉCLIPSE de soleil : perte considérable ; 9. — De lune : petit dommage ; 1, 9.

ÉCOLE, écoliers : espiègleries, malice, étourderie ; 4, 28, 60.

ÉCREVISSE : douleur, désunion ; 3, 8.

ÉCRIRE à ses amis. Voyez LETTRES, LIVRES, MÉMOIRES.

Le voir flotter:
Danger, 46, 47.

Le porter:
Honneur; 88.

DRAPEAU (page 61).

Y monter:
Gloire peu solide; 23, 32.

En descendre:
Tourments; 1, 2, 3.

ECHELLE (page 62).

En recevoir un coup de quelqu'un que l'on connaît: Service; 37.

En recevoir un coup d'un inconnu: Trahison, 38, 64.

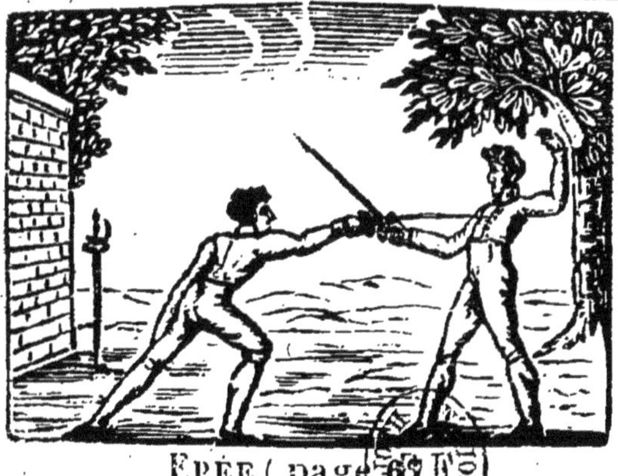

EPÉE (page 61).

ÉCRITEAU : absence de tout danger ; 1 , 39.

ECRITOIRES : perfidie , noirceur , mensonge ; 2 , 46 , 59.

ECRITURES ; en lire. Voyez Lire.

ECUREUIL. Voyez Renard.

ECURIES : hospitalité , accueil favorable , bonne nouvelle ; 80 , 88.

EFFETS. Voyez Engager , Vetements neufs.

ÉGLISE, en bâtir une : amour divin ; 59. — Y entrer : bienfaisance , conduite honorable ; 5, — Y prier Dieu : consolation et joie ; 77. — Y causer ou y avoir des distractions : envie , péché ; 44. — Y être assis ou couché : changement d'habits ; 87. — Eglise tendue : héritage , mais avec procès ; 3 , 45.

ÉGRATIGNURES faites par un chat : maladie et affliction pour celui qui les reçoit ; 24 , 60. — Par des épines. Voyez Epines.

ÉLÉPHANT : crainte et péril de mort ; 10 , 53. — Le monter : jouissance des biens et titres d'un prince , seigneur ou supérieur , selon le rang de celui que porte l'éléphant ; 90. — Éléphant ; lui donner à boire et à manger : service à quelque homme puissant qui les reconnaîtra ; 69 , 78. — En voir en liberté : bonheur de l'indépendance ; 12, 34.

EMBARRAS ; s'y trouver : plus il est difficile de s'en tirer , plus l'affaire que l'on projette réussira facilement ; 1 , 7 , 17.

EMBRASSER des parents ou amis : trahison ; 89. — Un inconnu : voyage prochain ; 90.

EMBUSCADE (être en) : besoin de prudence ; 2 , 6. — Y tomber : sûreté de l'entreprise , danger évité ; 55 , 61.

EMMAILLOTTER ; voir emmaillotter un enfant : réussite ; 6 , 69, 82.

EMPEREUR ; en voir un et causer avec lui : projet d'évasion , fuite , inquiétude ; 10 , 66.

EMPLÈTES. Voyez Achats.

ENCENS : flatteurs, parasites, trahisons ; 58 , 60, 61.

ENCHANTEMENT ; en former un : audace et maléfice ; 45.—En être l'objet : perte dans le commerce ; 90.

ENCLUME : travail, sûreté ; 3, 33, 51.

ENCRE : accommodement ; 26. — Répandue : brouille prolongée ; 87.

ENFANTS ; en voir plusieurs courir dans la maison (sans que le songeur en ait réellement): embarras dans les affaires, difficultés pour avoir des enfants et les élever ; 11 , 20. — Causer avec eux : préjudice ; 1 , 11 , 21. — Enfants. Voyez Petits Enfants.

ENFANT avec sa nourrice : maladie longue, dangereuse à moins que la personne qui fait ce songe , ou que l'on y voit, ne soit une femme enceinte ; et, dans ce cas, son enfant serait une fille qui vivrait longtemps et deviendrait fort belle ; 1, 20. — Enfant monstrueux : malheurs et dangers ; 60.— Enfant de cire : fausse amitié ; 83.

ENFANTEMENT ; y assister : joie et prospérité; 20, 29. — S'il est de plusieurs enfants : le succès sera encore plus grand ; 83. — S'il est malheureux : projets manqués ; 90. — Enfantement contre nature : maladie dangereuse; 60.

ENFANTER un fils (si la femme qui fait ce songe n'est réellement point enceinte) : succès complet dans toutes entreprises ; 18, 28. — Une fille : joie, danses, festins, suivis de crainte et douleurs ; 66, 76. — Enfanter (si l'homme fait ce songe): gain, richesses et profits à attendre sous peu ; 1, 3.

ENFER tel qu'on le dépeint avec les souffrances

des damnés : nécessité d'un changement de conduite, du repentir, d'un retour sincère, à Dieu ; 8, 14. — ENFER ; en échapper : malheur si le songeur est riche et puissant ; s'il est pauvre et infirme : consolation, soulagement ; 4 41.

ENFILER des perles. Voyez PERLE.

ENFLURES à une partie quelconque du corps. Voyez au nom de cette partie.

ENGAGER ou vendre ses effets : chagrins ou procès ; 12, 26, 50.

ENGELURES : désirs indiscrets ; 63.

ENGOURDISSEMENT : travail, fatigue, découragement ; 4, 40.

ENGRAISSER. Voyez EMBONPOINT.

ENLÈVEMENT : demande en mariage ; 3, 31, 51.

ENNEMIS ; causer avec les siens : méfiance salutaire ; 23, 27. — Les vaincre : gain de procès ; 7, 12, 28. — Jouer avec eux : désavantage ; 87. — Etre pris par eux : embarras, négligence, paresse ; 66. — Prendre quelqu'un en haine : peine et revers de fortune ; 18, 81.

ENTERRÉ ; l'être tout vif : danger d'infortune pour le reste de la vie ; 12.

ENTERREMENT. Voyez OBSÈQUES.

ENTRAILLES. Voyez INTESTINS.

ÉPAULES plus grosses et plus charnues que de coutume ; si l'on est prisonnier : ennui, tristesse, bastonnade ; sinon : force et prospérité ; 1, 3. — Enflées : richesses pour la maîtresse du songeur ; pour des femmes de mauvaises vie ; 11, 33. — Meurtries, enflées, souffrantes par clou ou tumeur : ennui et déplaisir du côté de la famille ; 49.

ÉPAULETTE : dignité ; surtout dans la robe ; 11, 41.

ÉPÉE, en recevoir un coup de quelqu'un que l'on connaît : petit service que rendra cette personne. — Si le sang sort de la blessure : le service sera important.—Si l'on est en danger de la vie: services, bienfaits sans nombre; 37. — De la main du prince ou du souverain : biens et honneurs proportionnés au courroux du prince; 11. — D'un inconnu : danger; 58, 64. — ÉPÉE ; la femme qui songe qu'elle frappe de l'épée, ou qu'elle en est frappée, recevra des honneurs et des hommages ; 28. — S'il se trouve qu'elle soit enceinte, elle aura un fils ; 69. — ÉPÉE ; en tenir une à la main, en frapper un inconnu : victoire, sûreté, succès dans les entreprises ; 55.

ÉPERVIER ; en prendre un : profit ; 78. Voyez OISEAU DE PROIE.

ÉPINES ; en voir : méchants voisins ; 19. — Se changer en épines : grand tourment; 1, 12. — En être piqué : périls dans la fortune ou les emplois du songeur, surtout si c'est en tombant d'un arbre ; 21, 22. Voyez BOUE.

ÉPINE du dos, hanches et reins. Voyez HANCHES.

ÉPINGLE : petite contradiction ; 1, 15, 41.

ÉPITAPHE. Voyez TOMBEAU.

ÉPONGE : avarice, mauvaise foi ; 7, 85

ÉPOUSER. Voyez MARIAGE.

ÉQUERRE : injustice prochaine; 7.

ESCALADER une maison : victoire, succès; 10,49. — Une place forte: procès ; 19, 40.

ESCALIER : profit, joie ; 2. — Le monter : ruine, détresse ; 6. — Le descendre : trésors à amasser ; 26. — En tomber perte de fortune, maladie ; 36, 47.

ESCLAVE ; en voir punir un : arbitraire, injustice ; 23, 89.

ESPION : services honteux 13, 18, 81.

ESPRIT. Voyez FANTÔME.

ESPRIT SAINT. Voyez PIGEON BLANC.

ESSUIE-MAIN : disculpation ; 3, 70.

Une place forte :
Procès ; 19 , 40.

En voir un noir :
Tromperie ; 27.

Sur soi ou sa maison :
Perte ; 1 , 26.

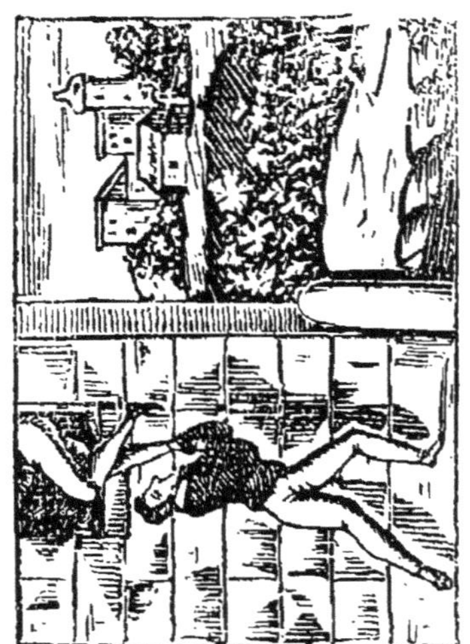

ESCALADER (page 68).

FANTOME (page 72).

FOUDRE (page 76).

Une maison :
Victoire ; 10 , 49.

En voir un blanc :
Consolation ; 18.

La voir tomber près de soi :
Exil ; 1 , 4 , 26.

ESTAMPES. Voyez IMAGES.

ESTOMAC; y avoir mal: dissipation de fortune; 43, 85. Voyez POITRINE.

ESTROPIÉ. Voyez MENDIANT.

ÉTANG dont l'eau est claire: amitié, récompense. — Celui dont l'eau est trouble: peine ou tromperie; 12, 62. — Y voir de gros poissons vivants: abondance de richesses. — Rempli de poissons morts: banqueroute, vol ou friponnerie; 3, 27, 55. — ÉTANG, en voir un petit: bagatelle, dans toute la signification de ce mot; 6, 66.

ÉTERNUEMENT: longue vie; 1, 71.

ÉTOFFES; en faire le commerce. Voyez COMMERCE.

ÉTOFFES; les teindre. Voyez TAPISSERIE.

ÉTOILES claires et brillantes: prospérité, profit en voyage, bonne nouvelle, réussite complète; 4. — Sombres et pâles: malheur à son comble; 44. — Brillant dans la maison: danger de mort pour le chef de la famille; 41. — Avec queue. Voyez COMÈTE. — Tombant du ciel: chûte d'une grande maison; 14. — ÉTOILES tombant à travers le toit: maladie, abandon de la maison, incendie; 64, 74.

ÉTOURNEAU: petit plaisir; 1, 2.

ÉTRENNES; en recevoir: misère, chagrin, ennui; 42. — En donner: avarice, désir du bien d'autrui, 84.

ÉTRANGER. Voyez INCONNU.

ÉTRIERS: voyage prochain; 16, 61.

ÉTUDES; faire les siennes: joie de longue durée; 6, 17, 77.

ÉTUI: découverte d'objets volés; 8, 81.

ÉVANOUISSEMENT: douce volupté; 71.

ÈVE. Voyez ADAM

ÉVENTAIL: rivalité, petite perfidie, vanité; 3, 67, 87.

ÉVÊQUE : grand personnage ; 32, 61, 71.

EXIL ; y voir aller quelqu'un : outrages, larmes ; 56. — Y aller soi-même : grand succès en dépit de l'envie ; 61, 80.

F.

FACE, en voir une belle : honneur, longue vie ; 8, 32.

FACTEUR : nouvelle d'un absent ; 15, 82.

FAGOTS : mensonges, fausses nouvelles, démarches inutiles ; 2, 82.

FAIM ; en souffrir : zèle, industrie, moyens d'acquérir, richesse proportionnée au besoin ; 3, 19, 80.

FAISAN : bonheur intarissable. — Le porter sur son doigt : santé, profit, gloire ; 28, 56, 79.

FANAL. Voyez LANTERNE.

FANTOME ; ou esprit vêtu de blanc et beau de visage : consolation et joie ; 18. — Noir et affreux : tentation, tromperie ; 27. — En voir plusieurs : état de détresse ; 35.

FARCES ou parades ; 10. Voyez COMÉDIE.

FARD : trahison, fausseté ; 18, 40, 57.

FARDEAU. Voyez OUVRAGES rudes.

FARINE : mort dans le voisinage ; 10, 52, 66. — En brûler : ruine subite ; 60.

FAUCON, en avoir un au poing : honneur ; 5, 80. Voyez OISEAUX de proie.

FAUTEUIL : place éminente ; 4, 76.

FEMME ; en voir une : infirmité ; 21. — Plusieurs : mortifications ; 6, 18. — En entendre une sans la voir : changement de lieu ; 75. — FEMME brune : maladie dangereuse ; 7. — Si elle a les cheveux longs et beaux : honneur et profit, liaison avantageuse pour tous deux ; 66.

—Blanche : délivrance ; 36. — Noire : malaise pendant quelques jours ; 40. — Enceinte, nouvelle agréable ; 65. — FEMMES ; en voir d'une belle figure : joie, satisfaction et santé, lorsque c'est un homme qui fait ce songe : jalousie, querelle, caquets, quand c'est une femme ; 4, 73. — FEMME inconnue. Voyez INCONNU. — Entendre sa femme quereller : grand tourment ; 37. — FEMME, voir un être moitié femme, moitié poisson. Voyez SIRÈNE.

FEMME-DE-CHAMBRE, ou simplement de services : mauvais rapports ; 23, 60, 71.

FENÊTRE ouverte : accès facile dans la maison ; 68. — Fermée : rebuffades ; 86. — FENÊTRE, voir celle de devant brûler et se consumer ; profit aux frères de la personne qui fait le songe ; celles de derrière : mort des oiseaux que peut avoir ladite personne ; 6, 7, 8. — Descendre par la fenêtre : banqueroute ; 87. — S'y jeter : procès ; 65, 72.

FER ; en être frappé : grand désarroi ; 25, 58. — Fer rouge : effusion de sang ; 67. — A cheval : voyage ; 23, 33. — FER (commerce en). Voyez COMMERCER.

FERRER ou voir ferrer un cheval : peines, entraves ; 17, 18.

FERME et fermier : aisance, bonheur, tranquillité ; 25, 63.

FESSES, voir les siennes : infâmie ; 52, 53. — Voir celles d'un autre : bagatelles ; 11. — En voir de noires et velues : honte, ruine et folie ; 9, 90.

FESTINS : joie de courte durée, ruine de tempérament ; 48, 49, 62.

FÊTE. Voyez RÉJOUISSANCE.

FEU ; en voir signifie colère, danger ; 2, 14, 20. — Feu, en voir un modéré dans son foyer sans fumée ni flammèches : parfaite santé de

corps et d'esprits, abondance, festins , réjouissance avec des amis : 4 , 14. — Le songe contraire annonce des colères , des disputes , la
dissipation des biens , et dans certains cas , de
mauvaises nouvelles ; 26, 35. — Feu éteint :
indigence , nécessité , défaut d'argent ; 3.

FEU d'artifice. Voyez Fusées , Réjouissances.

FEUILLES ; leur chûte : maladie dangereuse ; 13,
23 , 30.

FÈVES ; en manger : querelles , dissensions, maladie ; 67, 58, 69.

FIEL épanché dans le corps : colère contre les domestiques , querelle de ménage , perte au jeu,
attaque par des voleurs ; 3, 39.

FIÈVRE : désirs ambitieux , extravagants ; 18,
28 , 78.

FIGUES ; en voir dans la saison : plaisir et honneur : 4. — Hors de saison : chagrins et infortune ; 18. — En manger : dissipation des biens ;
25. — Figues sèches : dépérissement de fortune ; 2 , 12.

FIGURE ; voir un homme ou une femme de belle
figure. Voyez Face. Homme et Femme.

FIL : mystère , intrigues secrètes ; 60. — En dévi-
der : découverte d'un secret ; 30.— L'embrouil-
ler : nécessité de dérober un secret à tous les
yeux ; 53.

FIL d'or : réussite à force d'intrigue ; 35. — D'argent : intrigue déjouée.

FILER : chagrin domestique , ennui, petit profit ;
3 , 30.

FILETS pour pêcher : pluie, ou plutôt changement de temps ; 2 , 22.

FILLETTES ; en voir jouer : plaisir ; 36.

FILLE (vieille fille) : honneur, profit, bonne
compagnie ; 78.

FILS (parler à son) : dommage, contrariétés ;
26 , 27.

FLAGEOLET. Voyez Instruments a vent.

FLAMBEAU allumé avec ou sans peine. Voyez Feu.
— Flambeau et lanterne allumés ou éteints.
Voyez Chandelles.

FLÈCHES ; en avoir : dégoûts prochains, mécontentement ; 38 , 83.

FLEURS ; en cueillir : bénéfice considérable ; 1 ,
40. — Fleurs ; les voir, tenir ou sentir dans leur
saison : consolation , plaisir et joie ; 26 , 73. —
Hors leur saison : obstacles et mauvais succès ;
Si elles sont blanches : faibles difficultés ; si elles sont jaunes , peine extrême et le plus souvent la mort, si elles sont rouges ; 72 , 76. —
Voyez Rose , Lys , etc. — Fleurs des champs ;
les sentir : chagrins , pertes , faiblesse de corps
et d'esprit, à moins que le songeur ne s'occupe
habituellement de botanique ; 2 , 25.

FLEUR DE LYS : grandeur , puissance, ambition ; 88 , 90.

FLEUVE immense; y nager : péril et danger à venir ; 77.

FLUTE. Voyez Instrument a vent.

FOIN ou fourrages de bonne odeur : léger accident ; 26. — Sentant mauvais ou ne sentant
rien : soustraction d'effets ; 16, 18.

FOIRE : tourment , inquiétude, besoin ; 52, 62.

FOLIE ; être fou, faire des extravagances en public:
longue vie, faveur du prince amour du peuple,
plaisir ; 4, 6. — Si une fille ou veuve fait ce rêve : prompt et heureux mariage ; 46, 64. — Si
c'est une femme mariée: naissance d'un fils qui
sera quelque jour un grand personnage ; 90.

FONTAINE ou ruisseau d'eau claire: abondance,
santé pour le malade. — Le contraire si l'eau est
trouble et bourbeuse ; 9, 18.— Les voir jaillir
chez soi : honneur et profit ; 6, 66.

FORÊT. Voyez Bois.

FORTERESSE. Voyez Bastille.

FORTUNE sur sa roue : danger prochain ; 1, 90.

FOSSÉ ; le sauter ou le passer sur une planche : embûches, trahison, dépôt nié, tromperie par gens de justice ; 5, 85. — Y tomber. Voyez Précipice.

FOUDRE ; la voir tomber près de soi, sans que d'autres coups la précèdent ou la suivent: exil ou fuite du songeur, surtout s'il occupe un rang ou emploi considérable; 1, 4, 26. — Si elle tombe sur sa tête ou sur sa maison : perte de biens ou blessures ; 1, 29.

FOU. Voyez Folie.

FOUINE. Voyez Renard.

FOULE : importunité ; 88.

FOUR : aisance, richesse ; 8. — Allumé : abondance; 89.—Extrêmement ardent : changement de lieu ; 9, 17.

FOURCHE : tourment, persécution ; 3, 7.

FOURCHETTE : parasites ; 2, 23, 36.

FOURMIS : tentation ; 18, 76.

FOURNEAU. Voyez Cuisine.

FRAISES : profit inattendu ; 10, 72.

FRANC-MAÇON : mystère, bienfaisance; 3, 57.

FRAPPER avec une épée ou un bâton. Voyez Épée, Baton.

FRÈRES et sœurs : profit et joie ; 89. — Leur parler, fâcheries; 8.— Les voir morts : longue vie; 9, 17.

FRICASSÉE. Voyez Cuisine.

FRISER. Voyez Coiffeur.

FROMAGE : contrariété ; 30, 32, 58. — En manger : gain, profit; 16, 41, 45.

FROMENT sur pied dans un champ : argent et profit en se donnant de la peine; 23, 68. Voyez Blé.

FRONDE : malice, critiques de journalistes ; 5, 45, 54

FRONT large et élévé : esprit et jugement; 32, 57.

— Epais et charnu : signe qu'il faut dans l'occasion parler avec liberté et fermeté ; 37 , 63. — Ouvert ou blessé : trésor du songeur découvert et en danger de se perdre, sujet d'effroi ; 66, 67. — Front d'airain, de bronze, de marbre ou de fer ; l'avoir tel : haine irréconciliable, bon signe si le songeur tient un commerce quelconque ; 53, 56.

FRUITS quelconques, les cueillir pourris, ou les voir pourrir dans sa main: adversité, pertes des voisins de celui qui les tient ; 4, 41. — Les manger : tromperie de femme ; 36, 64. — En manger ou voir des bons : plaisirs, faiblesse d'esprit ; 22, 23.

FUMÉE : fausse gloire ; 78.

FUMIER : honte et conduite crapuleuse ; 3, 85.

FURET. Voyez Belette.

FURIES ou harpies, ou monstres, moitié femme moitié serpent : tribulations suscitées par l'envie, par une haine mortelle ; 8, 88.

FUSÉES : triomphe d'un moment; 90.

FUSIL (tirer un coup de): profit trompeur, ennui, colère ; 1, 61.

G.

GAGEURE : incertitude, étourderie ; 50 , 63.

GAGNE-PETIT : personnage traître et méchant, qui se plait à semer le trouble et la désunion ; 11, 61.

GAINE : perte de trésors, divulgation de secrets ; 89, 98.

GALANTERIE près des dames: satisfaction et bonne santé. — Si une femme fait ce songe : bonheur dans le commerce. — Si c'est une fille: inconstance ; 7, 15.

GALES, dartres, ulcères, clous. Voyez Dartres, Ulcères,

GALERIE : commerce, fortune ; 39.

GALÉRIEN : audace, courage, force ; 53, 69. — s'il s'évade : malheur ; 1, 80.

GANGRÉNE : avoir un membre gangréné, perte d'amis. — Toute autre partie du corps : travail et grande famille ; 13, 70.

GANTS aux mains : honneur, prospérité, plaisir ; 2, 4, 62.

GARDE ; la voir faire patrouille : perte de peu de conséquence ; 63. — L'appeler : confiance ; 21 87. — La voir emmener quelqu'un : gaucherie ; 18, 81. — Se voir pris par elle : travail, sûreté ; 29, 88. — Garde, la monter : fatigue, ennui ; 6, 41.

GARDE - MALADE : santé, sûreté, bonheur ; 10, 80.

GARDE-MANGER ou cabinet : indisposition ou maladie de la dame du logis ; 11, 61. — Le voir en feu. Voyez Bruler.

GARDE-ROBES : profit, avantage ; 1, 67.

GARDER les bestiaux ; 33, 37, 57. Voyez Bois.

GATEAUX. Voyez Patisserie.

GAZE : mystères, modestie ; 16, 32.

GAZETTE. Voyez Journal.

GAZON. Voyez Verdure.

GÉANT, géante, et généralement tout animal monstrueux : grand succès, triomphe assuré ; 16, 37, 89.

GENDARMES. Voyez Garde.

GÉNÉRATEUR : profits dans l'industrie, 12, 48.

GENOU (se prend pour le travail de l'homme) ; y être blessé : inquiétude et entraves dans la profession que l'on exerce, de la part d'envieux ; 14, 68.

GENOUX enflés ou souffrants : douleur, maladie, peines, dommages, mauvais succès, ou seulement retard dans les entreprises ; 63, 84. — Fatigués : maladie ; 7, 82. — se mettre à genoux :

dévotion, humilité, peine et embarras dans les affaires ; 54. — Genoux : se traîner dessus faute de pied : perte de biens , détresse pour soi-même , ou dans la personne d'amis ou serviteurs ; 8, 62. — Genoux coupés ou desséchés , de manière à ne pouvoir bien faire son chemin : pauvreté à défaut d'ouvrage ; 25 , 52. — Guéris et remis en état de cheminer : infortune et calamités changées en fortune et contentement ; 51 , 58.— Disposé à bien courir : bonheur en toutes sortes d'entreprises. — Si c'est une femme, elle sera bonne ménagère et élévera soigneusement sa famille ; 58 , 80.

GENS armés. Voyez Soldats.

GIBET. Voyez Potence.

GIROUETTE : faveur d'un grand , appui fragile ; 60.

GLACES : apprentissage, étude quelconque ; 24, 71. Voyez Miroir.

GLACE, frimas. Voyez Neige.

GLADIATEUR : angoises ; 43, 46.

GLAND : disette , pauvreté , mauvaises affaires ; 2 , 23.

GORGE : la couper à quelqu'un : tort qu'on lui causera sans le vouloir ; 8, 18.— Gorge : l'avoir coupée sans en mourir : espérance et succès ; 70, 81. Voyez Couteau.

GOUTTE ; mains atteintes de cette maladie, si l'on est jeune : terreur panique, danger personnel, 17. — Si l'on est vieux : langueur et misère ; 68 , 87.

GRANDS , en être abandonné : joie, consolation, réussite ; 55, 85. — En recevoir la visite : honneur ; 46, 75.

GRAND-PÈRE ou grand'mère : besoin de sacrements ; 50, 52, 57.

GRANGE pleine de blé : mariage avantageux, gain de procès, héritage, trafic lucratif, festins, ré-

H.

En voir une devant soi : Liberté prochaine ; 23, 77.

En briser une pour s'é-chapper : Chagrins ; 82, 89.

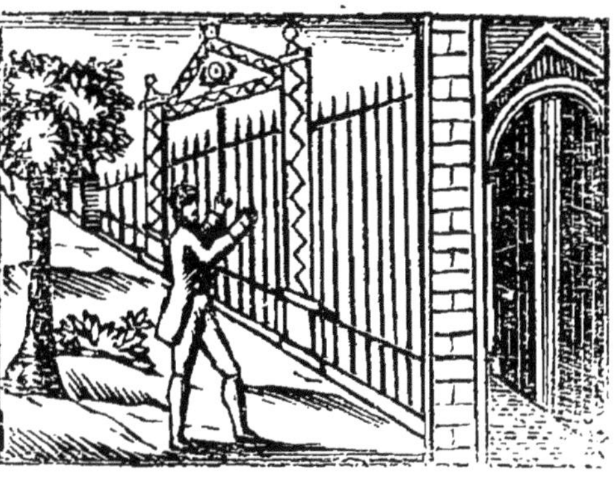

GRILLE (page 80).

En voir un : Trahison de la part d'un faux ami ; 31, 90.

Se faire hermite : Infirmité ; 32, 64.

HERMITE (page 84).

D'une ou plusieurs maisons brûlant d'un feu clair et pur : honneur ; 4, 68.

Brûlant avec violence : Grandes adversités ; 8, 64.

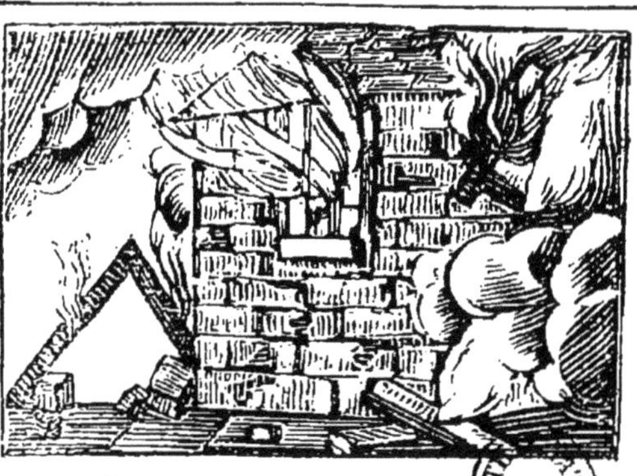

INCENDIE (page 85).

R. F.

ce, injures , pertes de procès , brouille entre
amis ; 6 , 25. — HABITS , argent ou provisions
volées. Voyez VOL.

HACHE : danger de faim ; 8 , 70 , 73.

HAINE , HAÏR. Voyez ENNEMIS.

HALLES et marchés : détresse, peine, manque de
provisions ; 1 , 55.

HALLEBARDE ou pique : guerre prochaine ; 4.—
En porter une : sûreté; 46.—La briser : fatigue
vaine ; 6.

HAMEÇON : supercherie , abus de confiance ; 3 , 23.

HANCHES , les avoir plus grandes et plus fortes
que de coutume : joie , santé, postérité nombreuse ; 30 , 60 , 90.

> *N. B. Les reins et l'épine du dos ont le même sens ,*
> *et présagent de plus que le contentement et la*
> *félicité viendront de l'époux (ou de l'épouse) , et*
> *des enfants que l'on a ou doit avoir.*

HANCHES , épine du dos et reins ; les avoir rompus de maladies , ne pouvoir plus se traîner :
affliction , maladies d'enfants ; 7, 76, — Les
avoir meurtries de coups d'épée , de fouet ou
de bâton : perte prochaine, ménage prêt à se
brouiller ou au moins embarras de ménage provenant de l'époux (ou de l'épouse en raison du
sexe) ; 9 , 69. — Les avoir coupés par le milieu :
vaine confiance dans l'époux (ou dans l'épouse)
et dans la famille ; 21 , 72.

HANNETONS. Voyez CIGALES.

HARICOTS : critique et médisance de la part d'un
subalterne ; 24 , 36 , 70.

HARPE : guérison de folie ; 26 , 71.

HARPIES. Voyez FURIES.

HERBES crues , telles que salades, oseille, pour-
pier , etc. : douleurs , embarras dans les affaires ; 11, 27. — En manger : pauvreté , maladie ;
29, 65, 67. Voyez PLANTES médicinales.

HÉRITAGE : ruine, misère, chagrins , inquiétude ; 58 , 90.

HERMITE, HERMITAGE ; voir un hermite, moine ou religieuse : trahison de la part d'un faux
ami ; 31 , 90. — L'être : calme des passions, infirmités ; 32, 64. — Se mal conduire sous cet habit : piété sincère ; 34 , 63.

HIRONDELLE DE MER ; en voir voler sur les
flots : nouvelle de pays lointains ; 11, 22, 33.

HIRONDELLE : sagesse de l'époux ou de la futu-
re ; 37 , 45. — Son nid : bonheur et bénédictions
pour la maison à laquelle il tient. Il en est de
même du rossignol ; 63 , 85. — La voir entrer
dans la maison : nouvelles d'amis, 47, 61.

HIVER. Voyez Neige.

HOMICIDE : sûreté ; 14 , 41.

HOMME ; beau de figure : satisfaction , joie et
santé.—Quand c'est une femme qui fait ce songe : débats violents.—Embûches à craindre si
c'est un homme ; 38, 39.—Vêtu de blanc : biens
à venir ; 6 , 63.— De noir : perte considérable ;
13, 73. — En tuer un. Voyez Homicide. — Homme inconnu. Voyez Inconnu.

HOPITAL : misère, privation ; 1 , 9, 33 , 73. — Y
être soigné par une religieuse : espérance di-
vine ; 3 , 9.

HORLOGE ou montre : emploi du temps ; 20, 42.

HOROSCOPE ; se faire dire le sien : duperie,
tourments mal fondés, peine , embarras ; 15 ,
42 , 54.

HOTEL ; voir un bel hôtel : tourment. — Etre dedans : perte ou maladie ; 23, 47.

HOTELLERIE Voyez Auberge.

HUCHE ; abondance, richesses ; 3, 9. —Vide : détresse ; 1, 16.

HUILE répandue : perte infaillible ; 9, 27. — Sur
soi : profit ; 16, 70, — Huile ; en recueillir :
grand avantage ; 8, 35.

HUISSIER : embûches, accusation par de faux
amis ; 41, 69.
HUITRE : amitié, joie ; 2, 40. — En manger :
profit, succès : 50, 62.
HURE de sanglier ; la recevoir : triomphe sur un
ennemi puissant ; 1, 90. — L'offrir : contra-
riété, humiliation ; 45.
HYDRE, ou serpent à plusieurs têtes. Voyez SER-
PENT.
HYDROPISIE : besoin, grossesse, 26, 34.
HYMNE. Voyez CANTIQUE.

I.

IDOLATRIE : inquiétude, mauvaises affaires ;
2, 22, 71.
ILE : ennui, solitude ; 69.
ILLUMINATION. Voyez RÉJOUISSANCES.
IMAGES, si elles sont bien faites : chagrins, injures ; 60. — Grossières : plaisirs, transports de
joie, amitié ; 6, 26.
IMPÉRATRICE : perte d'emplois, de dignité, de
réputation ; 10, 64, 66.
IMPOTENT. Voyez BÉQUILLES.
IMPUISSANCE : fortune imprévue, illustration ;
26, 32, 72.
INCENDIE ; une ou plusieurs maisons brûlant d'un
feu clair et pur, sans violence, sans pétiller :
sans qu'elles soient consumées ni détruites,
c'est principalement pour les songeurs peu for-
tunés signes d'honneurs, emplois et dignités ;
4, 68. — Obscur, violent ou pétillant avec des-
truction de la maison qu'il consume : annonce
de grandes adversités au songeur, telles que
peines, procès, hontes, malheur et ruine
imprévue ; 8, 64.

INCONNU ; en voir un : gloire, honneur, succès, expédition d'affaires, surtout si son teint est brun, et qu'un homme ait fait ce songe ; 86, 89. — Si c'est une femme, et que l'inconnu ait les cheveux beaux et longs, ils feront connaissance et s'en trouveront bien l'un et l'autre ; 47, 87.

INDIGENT. Voyez MENDIANT, PAUVRE.

INFIRMITÉ : voir une personne infirme : affliction ; 36. — L'être soi-même : absences de toutes sortes de maux ; 3, 63.

INHUMATION. Voyez OBSÈQUES.

INJURE : marque d'amitié, faveur, prospérité ; 16, 37, 72

INQUISITION, INQUISITEUR : innocence persécutée, mais triomphante ; 1, 17, 71.

INONDATION : ruine imprévue, accidents graves ; 26, 79.

INSECTES : progrès dans les arts, découvertes ; 1, 14, 41.

INSENSÉ, songer être devenu insensé : bienfait du prince, longue vie ; 28, 36. Voyez FOLIE.

INSTRUMENTS de musique ; en jouer ou voir jouer d'un seul : mort de parents, funérailles ; 38, 68. — Si cependant c'est dans un concert où il y en ait un grand nombre : consolation : guérison de maladie ; 83, 86. — INSTRUMENTS à vent, en jouer ou les entendre : trouble, querelle, perte de procès ; 66, 77.

INTESTINS ; les rendre : querelle de famille, éloignement d'un parent, d'où naîtront, perte, dommage, affliction ; 45. — Manger les siens : héritage à venir de vieux parents ; 43 — Manger ceux d'autrui : fortune aux dépens des autres ; 44.

INVENTAIRE : banqueroute dans laquelle on se trouvera compris ; 32, 71.

IVRESSE ; être ivre : accroissement de fortune,

retour de santé; 10, 61.—Sans avoir bu : mauvais signe, action qui déshonorera, reprise de justice ; 19, 44. Voyez VIN. — IVRESSE accompagnée de maux de cœur et de souffrances internes : vols et dépradations domestiques ; 8, 26, 62.

J.

JAMBES en bon état, bien disposées : joie, bonheur, voyage sans encombre, réussite d'entreprises ; 1, 5, 6. — Enflées ou coupées : perte ou dommage pour amis ou serviteurs, maladie ou voyage des uns ou des autres ; 11, 61, 71. — JAMBES, en avoir trois ou quatre : danger de mal ou blessures aux jambes ; si l'on est dans le commerce : réussite pleine et entière, surtout si l'on trafique par mer ; 33, 63.

JAMBON : salaire, récompense.—En manger : accroissement de famille ou de fortune, divertissement ; 29, 35.

JARDIN ; le cultiver, l'admirer : bien-être prochain ; 17, 37, 77. — S'y promener : joie, 51, 72

JARRETIÈRES : infirmité ; 8, 20.

JAUNISSE : richesse, fortune imprévue ; 8, 88.

JÉSUS-CHRIST, lui parler : consolation ; 8, 81.

JET-D'EAU : fausse joie ; 1, 11

JEUNE : craintes mal fondées ; 13, 33, 83.

JEUNESSE, se voir jeune : félicité, bon temps à passer ; 22, 28, 57.

JEU de hazard ; y jouer avec son ennemi : c'est être à la veille de donner prise sur soi ; 22, 56, 69. — Y gagner : perte d'amis ; 17, 81. — Y perdre ; soulagement ; 16, 72.

JEUX innocents : joie, santé, plaisirs, prospérité, union des familles ; 18, 81.

JOUES grasses et vermeilles : prospérité interrompue ; 7, 71. — Maigres, creuses ou blêmes : adversité subite ; 12, 21.

JOURNAL : mensonge, raillerie ; 15, 21.

JUGES : malice et cruauté ; 51. — Si le songeur a quelque reproche à se faire : disculpation ; 78. — En exercer les fonctions : ennui ; 17. Voyez JUSTICE.

JUIF : tromperie, vol direct ou indirect ; 88. — S'il rend quelque service : bonheur inattendu, succès ; 83.

JUMENT, entrant dans la maison ; si elle est belle, jeune, vigoureuse, bien harnachée : épouse riche, jeune et belle ; 42, 85. — Si elle est sans harnais et de mauvaise mine : concubine ou servante qui rêve épousailles ; 32, 52. — JUMENT. Voyez CHEVAL.

JUPON blanc : goût fin et délicat ; 10, 63. — De couleur unie : petit mal ; 14, 41.

JURER ou entendre jurer : nouvelle fâcheuse, tristesse ; 16, 61.

JUSTICE, être traduit en justice : bonheur. — En être repris : amourette ; 39. — Voir une exécution : infidélité ; 83.

K.

KAKATOÈS : découverte d'un secret, caquets, indiscrétion ; 12, 24, 72.

L.

LABORATOIRE : danger de maladie ; 45.

LABOURER la terre, lorsque c'est la profession du songeur : profit, heureuse récolte ; quand ce ne l'est pas : chagrin mélancolie ; 1, 88.

LABYRINTHE : mystère dévoilé ; 42.

Quand ce n'est pas sa profession : Mélancolie ; 86.

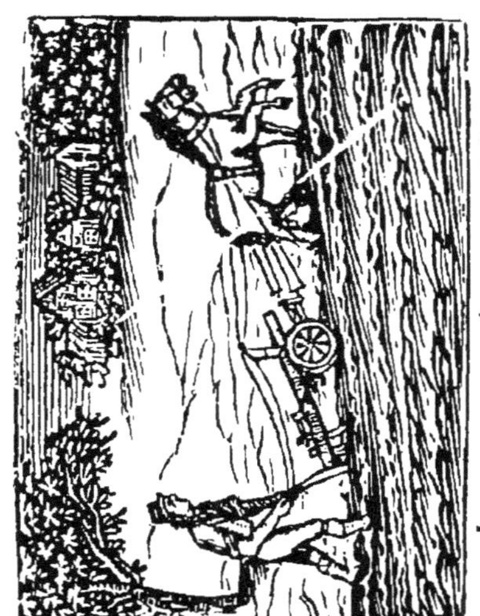

LABOURER (page 88).

Lorsque c'est la profession du songeur : Profit ; 1.

En cueillir :
Victoire ; 3 , 90.

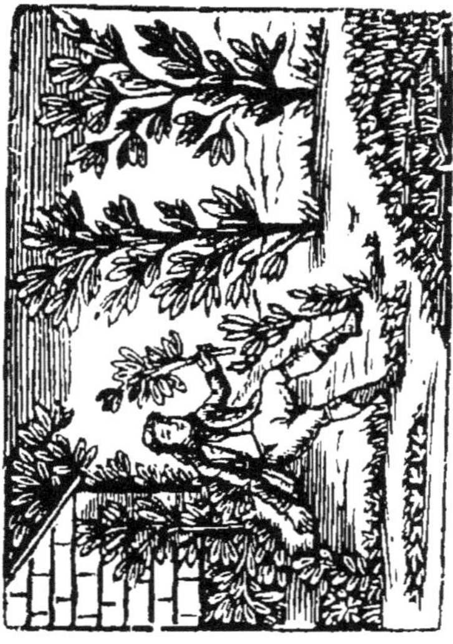

LAURIERS (page 91).

En être entouré :
Prospérité ; 66.

Se marier avec une vierge :
Honneur sans profit ; 27.

MARIAGE (page 97).

En faire un :
Temps heureux ; 44 , 65 , 80.

LAINES (commercer en). Voyez COMMERCER.

LAIT ; en boire : amitié de femme ; 1 , 11 , 21 , 33. — En répandre : perte dans le commerce ; 15 , 28 , 61.

LAITUE. Voyez HERBES.

LAMPE : éloignement des affaires ; 71. — Allumée : passions et peines ; 18.

LAMPIONS ; un seul allumé : joie, bonheur ; 1 , — Éteint : misères, folie ; 11. — S'il y en a un grand nombre. Voyez RÉJOUISSANCES.

LANGUE moins volumineuse que de coutume : honneur, sagesse, prudence, retenue (surtout dans la femme) ; 72. — Trop longue : regrets, soucis, désespoir ; 7, 27.

LANTERNE ou FLAMBEAU. Voyez CHANDELLE.

LAPIN : faiblesse ; 2, 20. — En tuer un : tromperie, perte ; 6.—En manger : santé ; 60.—Blanc : amitié, succès, héritage ; 82. — Noir : chagrins ; 90.

LAQUAIS : ennemis secrets ; 6, 9, 90. — Derrière un carrosse : orgueil, ostentation ; 1 , 87.

LARD ; en manger : triomphe sur ses ennemis ; 32. — En couper : nouvelles de l'étranger ; 73.

LARMES. Voyez PLEURER.

LAURIER ; en voir un ou en être entouré : prospérité et plaisirs ; 66. — En cueillir : victoire, héritage ; 3, 90. — LAURIER, olivier ou palmier. Voyez OLIVIER.

LAVER. Voyez BAIN, LESSIVE, MAINS.

LÉGUMES sur pied : affliction et travail ; 8 , 88. — LÉGUMES qui font sentir mauvais, tels que raves, aulx, échalottes, oignons, porreaux, etc. : découverte de secrets, le plus souvent fâcheux, querelles avec des inférieurs ; 3 , 12 , 41.

LENTILLE ; en manger : corruption, déplaisir ; 41 , 47.

LÉOPARD. Toutes les explications applicables au

Lion , le sont au léopard ; la seule différence consiste dans le caractère de ce dernier , qui annonce plus d'embûches à craindre que de la part du lion , animal noble et généreux ; 7 , 37. — Voyez LION.

LÈPRE ou toute autre maladie honteuse : profit et richesse avec infâmie , bonne affaire où l'on trouvera son compte ; 10 , 80. — Si une femme fait ce rêve, parent titré ou libéral dont elle tirera de grands profits ; 6 , 78.

LESSIVE : la faire ; 79. — Voyez OUVRAGES GROSSIERS.

LETTRES ; en écrire à ses amis , ou en recevoir d'eux : bonnes nouvelles ; 2 , 12 , 62. — Apprendre les belles-lettres : joie ; 21 , 43 , 66.

LEVER ; se lever de grand matin : gain ; 27 , 45 , 66. — Se découcher tard : bonne occasion échappée ; 46 , 9 , 72.

LÈVRES ; les avoir vermeilles : santé des amis et connaissances dont on n'a point de nouvelles ; 3 , 39.

LÉZARDS. Voyez SCORPIONS.

LIE de vin, en boire : infirmité ; 77.

LIENS ; s'y trouver pris : embarras ; peine à sortir d'affaire ; 1 , 75.

LIER, se voir lier : embarras, perte d'argent ; 48 , 70 , 90.

LIERRE : amitié ; 30 , 40.

LIEUX d'aisance : profit ; 66.

LIÈVRE : amitié; 30, 40.—Lièvre; en voir courir un ou un cerf : grands biens, fruits de l'industrie , de l'adresse ; 31 , 60,

LIMAÇON ; en voir : charge honorable ; 9 , 70 — S'il montre les cornes : infidélité.

LIMONADIER. Voyez CAFÉ.

LINCEUL : bruit quelconque dans la maison; 55.

LINGE en quantité : fortune , aisance ; 43 , 65 , 75, 81.

LION; le voir : vue prochaine du prince ou quelque grand personnage , danger de folie ; **2**, **21**. — Lion enchaîné : captivité ou surprise de l'ennemi du songeur, quel que soit ce dernier ; **33**, **63**. — Lion ; en manger la chair : richesses , honneurs , puissance émanée du prince ; **25**, **52**. — En monter un : faveur du prince ou de quelque grand ; **12**, **36**. — Le craindre : péril ou menace de la part d'un être puissant, mais sans suite fâcheuse ; **70** , **71**. — Se battre avec lui : querelle ou débat très-périlleux ; **47**, **60**. — En triompher : réussite complète ; **64** , **68**. — Lion , trouver sa dépouille ou quelque partie de son corps : aisance pour un songeur vulgaire ; pour l'homme puissant : trésor considérable enlevé à l'ennemi ; **40**, **41**. — En voir plusieurs se menaçant : guerre acharnée ; **10** , **60**. — Se battre avec un lion et le vaincre : querelle heureusement terminée ; **47** , **60**. — Lion , en avoir les oreilles. Voyez Oreilles.

LIONNE ou Lionceaux : bonheur en famille ; **42** , **63**.

LIQUEUR douce et agréable. Voyez Vin.

LIQUEURS : faux plaisirs ; **36**, **39**, **63**.

LIRE des romans, des comédies, etc. , avec plaisir : consolation et joie ; **6**. — Des livres sérieux ou de haute science : vertu , sagesse ; **7** — Des écritures : bonne fortune ; **47**.

LIS ; en sentir hors de saison : espérances vaines ; **12** , **19**. — Dans la saison, en voir de bien fleuris : heureuse innocence ; **13**, **25**, **74**.

LIT ; s'y tenir seul : péril ; **46** **76**. — Voyez Coucher. — En voir un bien fait : sécurité ; **81**. — En désordre : secret à découvrir ; **87** , **99**. — En voir brûler les piliers sans qu'ils se consument : bon signe pour les enfants mâles de celui à qui appartient le lit ; **64**, **67**. — Voyez Bruler.

LIVRES ; en composer : perte de temps et d'argent ; **7**, **47**. — Livres. Voyez Lire.

LOTERIE ; en voir les numéros : gain au jeu, petit risque pour un grand profit ; **5**. — Les voir renversés : perte, ruine ; **67**, **76**.

LOUP : commerce avec un homme avare, cruel, sans foi ; **21**, **40**. — En être mordu : mal et perte provenant de cet homme ; **12**, **42**. — Le vaincre : triomphe complet sur le même ; **18**, **40**.

LOUPS : le nombre que l'on en voit indique celui des années de souffrances que l'on passera encore ; **14**, **22**, **63**.

LOUP-CERVIER. Voyez Renard.

LUMIÈRE ; étant dans un navire, voir au loin une lumière bien claire : voyage de mer exempt de tempêtes et succès hors de toute espérance ; **50**.

LUMIÈRES en grand nombre : profit ; **5**, **55**.

LUNE dans tout son éclat : amour et santé de l'épouse, acquisition d'argent ; **6**, **90**. — Nouvelle : expédition d'affaires ; **3**, **41**. — Dans son déclin : mort d'un prince ou au moins d'un supérieur ; **18**, **81**. — Brillant autour de la tête : pardon et délivrance par l'intercession d'une femme ; **6**, **66**, **76**. — Ensanglantée : voyage, pélérinage ; **69**. — Lune obscure : indisposition d'épouse, de mère, de sœur, de fille, ou perte d'argent, péril en voyage (surtout si c'est par eau), maladie de cerveau ou des yeux ; **81**. — Lune devenant d'obscure, claire : profit si la femme fait ce rêve ; si c'est un homme : honneur et joie ; **17**, **77**. — De claire, obscure : perte à une femme ; à l'homme : tristesse et infortune ; **19**, **41**. — Lune allant vers le soleil. Voyez Soleil. — Lune, en voir deux: accroissement d'honneurs ; 2, 4, 8.

LUNETTE : disgrâce, mélancolie ; 5, 52.

LUSTRE avec bougies allumées. Voyez Chandelle

LUTRIN : plaisanterie fine et délicate ; 7, 17.

LYS. Voyez lis.

M.

MACARONI : gourmand, parasite ; 25, 42, 62

MACHOIRE, gencives, joues enflées : richesse pour quelque parent ou amis ; 7, 86.

MAÇON : ennui, fatigue, folles dépenses ; 3, 42

MAGICIEN : événements imprévus, surprise ; 46, 56.

MAÇONNERIE (travailler en). Voyez Batir.

MAIGRIR et s'exténuer : chagrin, procès, perte de biens, danger de maladie ; 4, 7, 9. Voyez Embonpoint.

MAIN coupée, brûlée ou desséchée : perte du serviteur le plus fidèle. — Si l'on n'a point de domestique : présage d'infortune, d'incapacité de se livrer au travail ; 50, 65. — Si c'est une femme qui perd ainsi sa main : fuite de l'époux, du fils aîné, des moyens d'existence ; 75, 85, — Main velue : ennui et captivité ; 49, 59.

MAINS ; se les laver : travail, inquiétude, 3. — Se les regarder : infirmité ; 55. — Mains enflées : richesses et profit aux serviteurs ; 90. — Mains plus belles et plus fortes que de coutume : conclusion d'une affaire importante, honorable et lucrative, amour des subordonnés ; 66, 76.

MAINS ou doigts plus petits que de coutume : serviteurs infidèles, abus de confiance ; 3, 33

Voyez Travail. — Mains fraiches et blanches ;
38. — Si l'on est riche : amitié, nombreuse
compagnie ; 69. — Si l'on est pauvre: détresse ; 75 — Mains, en avoir une multitude :
bonheur, force, abondantes richesses; toutefois
un voleur de profession peut voir dans ce songe
le présage de la découverte de ses crimes, et
de leur punition sévère ; 7, 87. — Mains atteintes de la goutte. Voyez Goutte. — Mains
en feu sans douleur. Voyez Feu.

MAISON, en bâtir une : consolation ; 50. — Voyez
Batir. — Maison, la sentir trembler : danger
et perte de biens, ou procès pour celui à qui
elle appartient ou qui l'habite ; 4, 62. Voyez
Tremblement de terre.

MAISONS enflammées. Voyez Incendie.

MAITRESSE, battre la sienne. Voyez Battre.

MAL de tête. Voyez Tête. — D'estomac. Voyez
Estomac.

MALADE ; l'être soi-même : tristesse, prison ;
1, 75.

MALADES ; les servir, les consoler : joie, profit,
bonheur ; 57.

MALADIE DU CERVEAU : fortune déshono-
rante ; 12.

MALLE. Voyez Coffre.

MAMELLES. Voyez Sein.—Mamelles multipliées:
autant d'enfants ; 48, 81.— Pleines de lait:
gain ; 18, 84.

MANCHETTES : honneurs, emplois ; 7. — De den-
telles : dignités à la cour ; 72. — Déchirées:
perte d'emploi ; 31.

MANCHON : hiver dur, manque d'argent; 1,
10, 11.

MANGER : duperie très-prochaine : 48. — Par terre : emportement ; 1, 55 — Manger salé :
maladie, murmures ; 9, 16 18. Voyez au nom
de la chose mangée.

MANTEAU : dignités ; 50 , 88.
MANUFACTURIER : homme ou femme serviable ;
  27 , 72.
MAQUIGNON : impostures, fourberies ; 65 , 68.
MARAIS : misère en dépit du travail ; 7, 47.
MARAUDEUR : inquiétude, retard ; 40. — L'être
  soi-même : chagrin, souffrance ; 45.
MARBRE : brouille, refroidissement ; 3, 56, 60.
MARCHAND de vin. Voyez Cabaret.
MARCHE rapide : affaire pressante ; 5.
MARCHER d'un pas ferme : instruction dont on
  profitera ; 15, 45. — Sur des pierres. Voyez Pierres. — A reculons : perte, déplacement, chagrin ; 71. — Sur l'eau. Voyez Eau. — Marcher
  avec des béquilles. Voyez Béquilles. — Marcher
  de nuit. Voyez Nuit.
MARIAGE, en faire un : temps heureux ; 44. —
  Être marié : périls inattendus ; 65. — Mariage,
  se marier : tristesse, mélancolie ; 80, 84. — A
  une personne laide : chagrin ou au moins grand
  déplaisir ; 60, 81. — A une belle personne :
  joie, bonheur, grands avantages ; 18. — Avec
  sa femme : profit ; 38. — Avec une blonde :
  honneur sans profit ; 27. — Avec sa sœur : grand
  péril ; 39.
MARÉCHAL (l'homme titré). Voyez Grands. —
  Maréchal ferrand. Voyez ferrer,
MARIONNETTES : subalternes, domestiques zélés
  en proportion de l'action de ces petites machi-
  nes ; 1, 55.
MARMOTTE : pauvreté, paresse ; 11 , 46.
MARRONS ou châtaignes. Voyez Noix.
MARTEAU : oppression ; 7.
MARTYRE, l'endurer pour la foi : honneurs et
  vénération publiques ; 33.
MASCARADE, y voir faire : ruse, tromperie ;
  11 , 77. — En faire partie : réussite, prospé-
  rité ; 17 , 71.

MATELAS. Voyez Lit.

MATELOTS : danger en voyage ; 7, 67.

MATIN (se lever) : profit, avantage ; 1, 2.

MAURE. Voyez Nègre.

MAUSOLÉE. Voyez Tombeau.

MÉDECIN ; l'être : joie, profit ; 12, 13. — Voyez Visite.

MÉDECINE ; la prendre difficilement : détresse ; 3, 31. — Gaîment : insouciance ; 8. — La donner à quelqu'un : profit ; 63. — La rendre du haut : banqueroute ; 4. — Du bas : affaires en bon train ; 16.

MELONS. Voyez Concombres.

MÉMOIRES ; en composer un : accusation ; 83.

MENDIANT ou estropié : chagrins de famille ; 48. Voyez Pauvre.

MENOTTE : délivrance ; débarras ; 74.

MENUISERIE, Menuisier : ordre, arrangement ; 53. — Travailler soi-même en menuiserie. Voyez Ouvrages.

MER ; la voir claire et médiocrement ondoyante : joie et facile administration de ses propres affaires ; 4. — Trouble : petit profit suivi de ruine ; 16 — Dans un calme plat : retardement et lenteur dans les opérations commerciales ; 44 — Violemment agitée : perte, chagrins, adversité ; 61. — Y tomber. Voyez Bain, Tomber.

MERCERIE, Mercier : intrigant, intrigue, femme commode ; 21, 32.

MERCURE : argent ; 53. — Marcher dedans : recette considérable ; 9, 14. — En manger : dégoût ; 35, 41.

MÈRE ; voir sa mère en danger : mauvais pas dont on se tirera bien, élévation en dignité ; 63. — En santé : retour au pays si l'on en est éloigné, réunion de parents ou d'amis ; 48. — Demeurer avec elle : sécurité ; 27, 41. — La

voir : profit ; 20. — Lui parler : heureuse nouvelle ; 57. — La voir folle : péril dans la personne ou les biens ; 69.

MERLE : médisance, soupçons ; 1, 4, 14.

MESSE ; y aller : satisfaction intérieure ; 8, 9. —
La dire : peines perdues ; 89. — Messe en musique : joie bruyante ; 54. Voyez Instruments.

MÉTAMORPHOSE quelconque : voyage, changement de lieu ; 56. Voyez Changement de sexe.

MÉTIER quelconque. Voyez Ouvrage

MEUBLE : richesse, fortune ; 18, 63.

MEUBLES brûlants. Voyez Bruler.

MEURTRE. Voyez Homicide.

MIEL, en manger : succès en affaires, sûreté en
voyages ; 22, 63. Voyez Abeilles.

MIGRAINE. Voyez Tête ; 49.

MILITAIRES. Voyez Gardes, Soldats.

MILLET sur pied : grande fortune acquise sans
difficultés ; 66 — Millet ; en manger : pauvreté,
détresse absolue ; 52.

MIROIR : trahison ; 6, 46, 60.

MOELLE. Voyez Foie.

MOINE. Voyez Hermite.

MOISSONNEURS ; en voir beaucoup : prospérité
dans le commerce ; 7, 77. — Les voir se reposer : disette ; 31, 49.

MONDE ; en voir venir à soi : larmes, inquiétude ; 16, 22, 50.

MONNAIE ; y travailler : profit, heureux avenir ;
62. — En faire de fausse : honte et blâme ; 52.
— En passer dans le commerce : adresse, péril ; 57. — En voir d'or : détresse ; 25. — D'argent : médiocrité ; 70. — De cuivre : fortune
brillante ; 5.

MONT-DE-PIÉTÉ : fortune, emplois, honneurs ;
6, 60.

MONTAGNE ; la monter : peine, ou voyage au bout
d'un certain temps ; 57. — La descendre : succès

peu important; 75. — MONTAGNE tombant sur une plaine: ruine de gens de biens par un homme puissant; 35, 43.

MONTER. Voyez ECHELLE.

MONTRE. Voyez HORLOGE.

MORGUE (lieu d'exposition): danger de mort violente pour soi-même ou un ami; 46, 64.

MORSURE: crainte pour son pied; celle d'un serpent ou autre bête venimeuse: jalousie; 6 — La sentir: tristesse, ennui; 63.

MORT; en voir un: longue vie; 66, 74. — Lui faire un cadeau: perte et dommage; 76, 90, — En voir un dans la bière: indigestion; 50. — MORT; voir mort un homme qui est en vie et se porte bien: ennui, chagrins, perte de procès; 39. — MORT; voir mourir encore une fois un homme déjà mort: perte prochaine du parrain, d'un parent ou d'un ami, portant le même prénom que le défunt; 83, 87. — MORT; en voir un qui ne dit mot: cela présage au songeur des passions et une destinée conforme à celle du défunt; 33, 67.

MORTAISES: en faire beaucoup: présents d'une grande dame; 67.

MOSAIQUE: mélange de bien et de mal, petit profit; 80.

MOSQUÉE; en apercevoir une: incrédulité causée par l'ignorance; 7, 70, 77.

MOUCHES; en être piqué, et notamment des guêpes: persécutions suscitées par des envieux, chagrins, ennui; 9, 87. — MOUCHES à miel. Voyez ABEILLES

MOUCHETTES: religion surprise; 6, 60.

MOUDRE du blé: richesse. Voyez BLÉ: 15, 61. — Du café Voyez CAFÉ: 67. — Du poivre: attente incertaine ou prolongée, mélancolie; 15, 43.

MOULINS: richesse et succès en proportion de leur vitesse; 6, 11, 12.

En faire partie :
Réussite ; 17. 71.

En voir une :
Tromperie ; 11, 77.

MASCARADE (page 97).

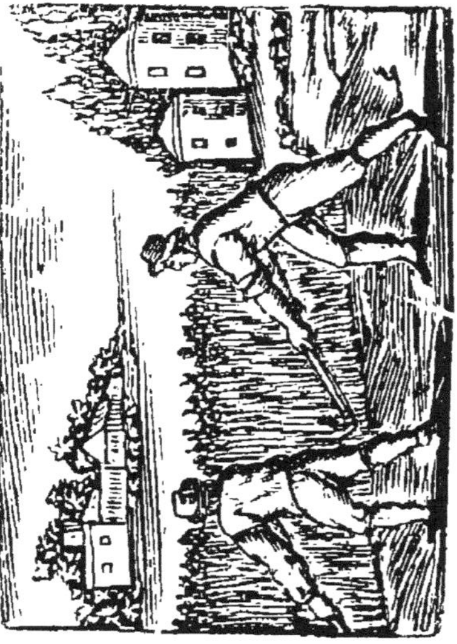

Les voir se reposer :
Disette ; 31, 49.

En voir beaucoup : Prospérité dans le commerce.
7, 77.

MOISSONNEURS (page 99).

En baiser un :
Longue vie ; 66, 74.

Lui faire un cadeau :
Dommage ; 76, 90.

MORT (page 100)

MOUILLER ; se sentir mouiller : colère ; 65 , 72.

MOURIR. Voyez Mort.

MOUSTACHES longues : accroissement de fortune ; 41 — Coupées ou arrachées. Voyez Barbe.

MOUTARDE ; la voir en graine : mauvais signe ; 11 , 27. — Sur table : caquets et dispute ; 72.

MOUTONS. Voyez Bestiaux.

MUET ; muette : querelles de famille , embarras ; 16 , 79.

MULE ; en voir une : accroissement d'affaires ; 15. — Chargée : embarras d'affaires ; 77.

MULET ; malice et sotte fantaisie , quelquefois maladie pour celui qui en est le maître dans le songe ; 6 , 14.

MURAILLE : en voir une devant soi : peine. — Être dessus : prospérité. — La voir entourrée d'eau : disgrâce. — Sauter par-dessus : joie ; 3 , 5 , 17 , 31 , 37.

MURES ; en manger : chagrin, souffrances et mêmes blessures ; 46, 69. — Si elles sont sauvages : nouvelles ; 57, 86.

MURIER, en voir un ou plusieurs : fertilité, abondance de biens et d'enfants ; 66. — Sauvage : bien à la compagne ; 63.

MUSIQUE, entendre chanter ou jouer des instruments. Voyez Instruments.

MYRTE : déclaration d'amour ; 37.

N.

NAGER : plaisir, aisance, volupté ; 11 , 13, Voyez Bain.

NAIN , naine : attaque d'ennemis faibles et ridicules ; 9 , 15 , 51.

NAISSANCE, naître : bonne fortune ; 78, 87. Voyez Enfant , Mère.

NAUFRAGE. Voyez Bateau , Navire , Vaisseau.

NAUFRAGÉS : en voir sur un radeau, ou sur tout autre instrument de sauvetage : peine mêlée d'espérance ; 36, 45.

NAVETS ; en voir ou en manger : espérances mal fondées ; 1. — Guérison, en cas de maladie du songeur ; 10.

NAVIGUER sur la mer : bonne réussite ; 2, 5, 50. Voir naviguer : perte de sa liberté ; 27, 53, 78.

NAVIRE en mer : heureux présage pour ce que l'on souhaite ; 64. — Richement chargé : retour du bon temps ; 88. — Ballotté par les flots : péril ; 73. Voyez Bateau, Vaisseau.

NÉFLIER, pin ou cormier ; en voir un : danger dans la fortune du songeur, par négligence et lâcheté ; 8, 35. — Chargé de ses fruits : bonheur, richesse ; 33.

NÈGRE, en voir un nu : tristesse, chagrins, dommage ; 8, 47, 80.

NEIGE et glace ; en hiver un tel songe ne signifie rien, c'est la simple répétition des objets que l'on a eu sous les yeux en veillant. Dans toute autre saison, il annonce au laboureur bonne et abondante récolte ; au négociant et à l'homme d'affaires : empêchement, perte et mauvais succès ; aux gens de guerre : défaite et renversement de leurs plans de campagne ; 17, 21, 71. — En ramasser : procès ; 44, 55. — En manger : faux plaisirs ; 5, 48.

NEUF ; avoir quelque partie de son vêtement neuve, telle que chapeau, habit, botte, etc. : joie et profit ; 7, 80.

NEZ, l'avoir bouché · danger de la part d'un plus puissant que soi, infidélité de quelqu'un de la famille, de connaissance, d'amis ou de gens en service dans la maison ; 12. — Pincé : fourberie ; 21, 58. — Y cracher ; 6, 9, 63. — Nez l'avoir plus gros qu'à l'ordinaire: accroissement de richesse, de puissance, amitié d'un grand; 90.—Ne point en avoir est tout le contraire; 10.

NID d'oiseaux; en trouver un : profit.—Vide : terminaison d'affaires ; 16.— Nid de serpents, de crocodiles ou autres animaux malfaisants : grande inquiétude ; 17, 23.

NIVEAU : juges incorruptibles ; 8, 87.

NOCES : petite satisfaction. Voyez Mariage.

NOEUDS: embarras; 38, 83.—En faire: c'est embarrasser autrui; 5, 11. — Les défaire: c'est débrouiller ses affaires ou celles des autres; 3, 18.

NOISETTES. Voyez Noix.

NOIX, noisettes, chataignes et amandes quelconques; en manger, ou simplement voir l'arbre qui porte l'un de ces fruits: troubles et difficultés, suivis de richesses et satisfaction; 6, 23, 24.— Noix cachées; les trouver: découverte d'un trésor; 30.

NOMBRE; compter celui des personnes présentes: dignités, pouvoir, ambition satisfaite; 68.

NOUILLES ; en manger : nouvelles de père et de mère ; danger de leur sort, proportionné à la souffrance; 10, 88.—Si l'on n'a ni père ni mère: perte de patrimoine, exil du pays natal, chagrin ; 84, 85.

NOURRICE : peine, chagrin ; 44, 54.— Allaitant un enfant. Voyez Enfant.

NOYER (arbre). Voyez Noix.

NOYÉ ; en voir un : joie, triomphe; 2, 6.— Se noyer soi-même : gain ; 51.— Se noyer par la faute d'autrui : perte, ruine ; 15, 60.

NUAGES : discorde ; 13, 33. Voyez Nues.

NUDITÉ ; être nu : maladie, pauvreté, affront, fatigue; 1, 8.—Courir ainsi : parents perfides; 18, 81.

NUES, en tomber : grande surprise ; 55, 56

NUIT (marcher de): ennui, tristesse ; 30 , 88.

NUMÉROS ; en rêver sans se les rappeler.—S'il y en a un : société ; 34.— Deux : caquets ; 64.— Trois : entretien pour affaires; 46 , 81.— Quatre : dispute ; 10 , 17.— Cinq : peine perdue ; 12.— Davantage : illusions ; 90.— Si on se rappelle des numéros qu'on a rêvés : bonheur. Mettez ces numéros à la loterie.

O.

OBÉLISQUE. Voyez Pyramides.

OBSÈQUES d'un parent, d'un ami, d'un grand bonheur, richesses, succession, mariage avantageux ; 16 , 61.—D'un inconnu , d'un personnage peu important : médisance , sourdes menées ; 77.

OBSCURITÉ. Voyez Eclipse , Nuit.

OCULISTE : faute à reconnaître , réparation à faire ; 11.— Voyez Yeux.

OEIL ; en perdre un : héritages d'ascendants; 24. Voyez Yeux.

OEUFS ; en petit nombre : gain et profit ; 2 , 5 , 12.— En grande quantité : perte et procès ; 25. — Blancs petit avantage; 58.— De couleur ou durs : grand chagrin ; 63.— OEufs cassés : chagrins , caquets ; 16 , 75.— En être barbouillé : persécution ; 19 , 57 , 61.

OFFRANDE et vœux à la divinité: retour à la vertu, amour divin; 8 , 41.

OIE ; en avoir: honneur et faveur du prince; 8 , 16 , 67. — Oies , ou poules faisant entendre leur cri: profit et sûreté dans les affaires; 21 , 76. — Voyez Oison.

OIGNON Voyez Légumes qui font sentir mauvais

OISEAUX; en prendre: plaisir et profit; 36 , 63.

— En tuer : dommage ; 7.— Tirer dessus : attaque sourde de la part d'ennemis ; 19, 28. — Oiseaux assemblés : caquetage, procès ; 12, 50.

OISON ; couper la tête d'un oison ou d'une oie : satisfaction, plaisirs, bonheur ; 12, 76.

OLIVES sur l'arbre : liberté, puissance, amitié, paix, concorde, succès dans les amours ; 48, 64. — Par terre : travail et peine sans profit ; 12, 46. — En cueillir : gain ; 28.

OLIVIER ; tenir, flairer, ou simplement voir une bránche d'olivier, de palmier ou de laurier : mariage prochain, si c'est une demoiselle qui fait ce songe ; fécondité, si c'est une femme mariée ; amitié, joie, prospérité, abondance, si c'est un homme ; 10, 46, 60.

ONCLE ; voir le sien, ou sa tante : querelles de famille ; 15, 16.

ONGLES ; plus longs que de coutume : grand profit ; 18, 26.— Plus courts : perte et déplaisirs ; 4, 62. — Se les voir couper (ou les doigts) : déshonneur, perte, querelles de famille ; 28, 88. — Ongles arrachés : déluge de misères, d'afflictions, danger ; 6, 14.

ONGUENT ; en faire : allégresse. — S'en servir : grand profit ; 3, 30, 90.

OPERA : désordres, confusion dans les affaires ; 35, 39, 41. — Buffa : sédition, tumulte, plus de bruit que de besogne ; 41, 61. — Comique. Voyez Comédie.

OR, en faire : temps perdu ; 62. — En manier : emportement ; 8, 29. — En trouver : profit ; 18, 44. — En manger : chagrins amers ; 69. — Or et argent, en amasser : duperies et perte ; 55. — En manger : dépit, colère ; 53, 54. — Or faux : richesse, grandeur ; 55.

ORAGE. Voyez Tempête, Foudre.

ORANGES ; les voir ou les manger : blessures, douleurs ou simplement chagrins aigus ; 4, 44.

ORANGERS : larmes, ennui ; 84.

ORATEURS : bienfaisance, affabilité ; 58.

ORATOIRE. Voyez Eglise.

ORDURE : bienveillance dont on sera la victime ; 5, 14.

OREILLER : travail, persécution ; 11, 31, 38.

OREILLE ; l'avoir blessée ou fendue : trahison de la part d'un ami qui abusera de secrets confiés ; 1.—Oreilles ; les avoir bouchées : ténacité, entêtement, tyrannie domestique, si le songeur est élevé en dignité. — Si c'est un simple particulier: changement d'avis, finesse, tromperie à l'égard de ceux qui se fient en lui. — Si c'est une femme : cancans ; 3, 38, 55. — Oreilles ; se les nettoyer, ou en avoir plus de deux : amis et serviteurs fidèles ; 17, 63. — Oreilles ; les avoir pleines de blé : héritage de parents éloignés ; 10, 15. — Oreilles, les avoir plus belles et plus grandes que de coutume : succès et fortune brillante pour un ami intime ; 72. — Oreilles d'âne : servitude pour la personne qui les porte ; 16, 61. — Oreilles, avoir celles d'un lion ou de toute autre bête féroce : trahison de la part d'ennemis et envieux, que l'on croit ses amis ; 21, 52, 63.

ORGANES (l'ouïe, l'odorat) ; les avoir sains et en bonne santé : prospérité de parents, richesse et puissance personnelle, bonheur de tout, toujours croissant ; 6, 45, 90. — Malades et en état de dépérissement : présage absolument contraire, honte, infamie imminente ; 23, 47.

ORGE ; y toucher, la passer dans ses mains : joie et profit ; 10, 74. — Orge ; manger du pain d'orge : satisfaction et santé ; 2, 47.

ORGUES : arrivée de parents; 51.—Les entendre:
   joie , héritage ; 67.
ORNEMENTS d'église: tranquillité d'esprit; 6, 60.
ORTIES ou chardons : trahison ; 84. — En être
   piqué: prospérité ; 28.
OS de mort : peines et traverses ; 32 , 53. — En
   ronger : ruine certaine ; 46 , 60.
OURAGAN. Voyez Tempête.
OURS ; le voir : ennemi riche, puissant, auda-
   cieux , cruel , mais mal habile ; 10, 58. — En
   être attaqué: persécution dont on se tirera bien
   contre toute espérance ; 29, 55.
OUVERTURE quelconque : lueur d'espérance ; 4,
   16, 44.
OUVRAGES rudes ou grossiers, tels que porter
   du bois, faire la lessive, souffler du feu, tourner la broche : servitude (si l'on est riche) ;
   profit (si l'on est pauvre) ; 33 , 68.
OUVRIER , les voir travailler: reproches et plaintes que l'on endurera ; 17, 32. — Les employer:
   profit; 60, 79. — Les payer : amour du peuple ;
   36, 63. — Les renvoyer: danger pour les voisins ; 59 , 95.
OSIER : danger de prison, ou embarras quelconque ; 26, 27, 62.

P.

PACTE avec le diable : succès pour le pêcheur
   en eau trouble ; 32, 79. Voyez Diables.
PAGE de cour : sécurité , confiance ; 56 , 60.
PAILLASSE. Voyez Comédie.
PAILLE jonchée ça et là : misère, détresse; 4, 83.
   — En bottes: abondance; 33, 58. — Paille, en
   porter ou en voir porter un faisceau allumé et

en lieu public : joie, honneur et sûreté dans les affaires de qui le porte ; 15 , 88.

PAIN ; en manger du blanc : profit pour le songeur, s'il est riche ; perte et dommage, s'il est pauvre ; 50 , 55.— Le pain noir signifie le contraire dans ces deux hypothèses ; 52.

PAIN d'orge. Voyez ORGE. — PAIN chaud : accusation ; 67.

PALAIS ; en voir un : inquiétude, chagrin , envie ; 60. — L'habiter : faveur des grands ; 79. Le détruire : puissance usurpée ; 7, 13.

PALAIS-ROYAL : intrigue, complication d'affaire ; 70. Voyez BOURSE.

PALEUR. Voyez TEINT.

PALISSADES : empêchement subit ; 2 , 42.— Les franchir ; sûreté, fortune, triomphe ; 24.

PALME : gloire et hommage, héritage d'un parent éloigné ; 25 , 43.

PALMIER , laurier ou olivier. Voyez à ce dernier mot.

PANIER. Voyez CORBEILLES.

PANTOUFFLES , aisance , contentement de l'âme ; 7, 77.

PAON , en voir un faisant la roue : richesse, belle femme , époux élevé en dignité, faveur du prince ou des grands ; 23 , 32, 62.

PAPE : bonheur dans l'autre vie ; 8 , 82.

PAPIER blanc : innocence ; 2 , 55. — Ecrit : chicane ; 28 , 32. — Imprimé : bonne foi ; 61. — Peint : tromperie ; 54.

PAPILLONS : inconstance ; 3 , 63. — Leur faire la chasse : enfantillage ; 4 , 64.

PARADES ou farces. Voyez COMÉDIE.

PARADIS : infortune , misère , chagrins de famille ; 6.

PARALYSIE, PARALYTIQUE : misère, maladie ; 71, 77.

PARCHEMIN : fermeté, opiniâtreté ; 38 , 83.

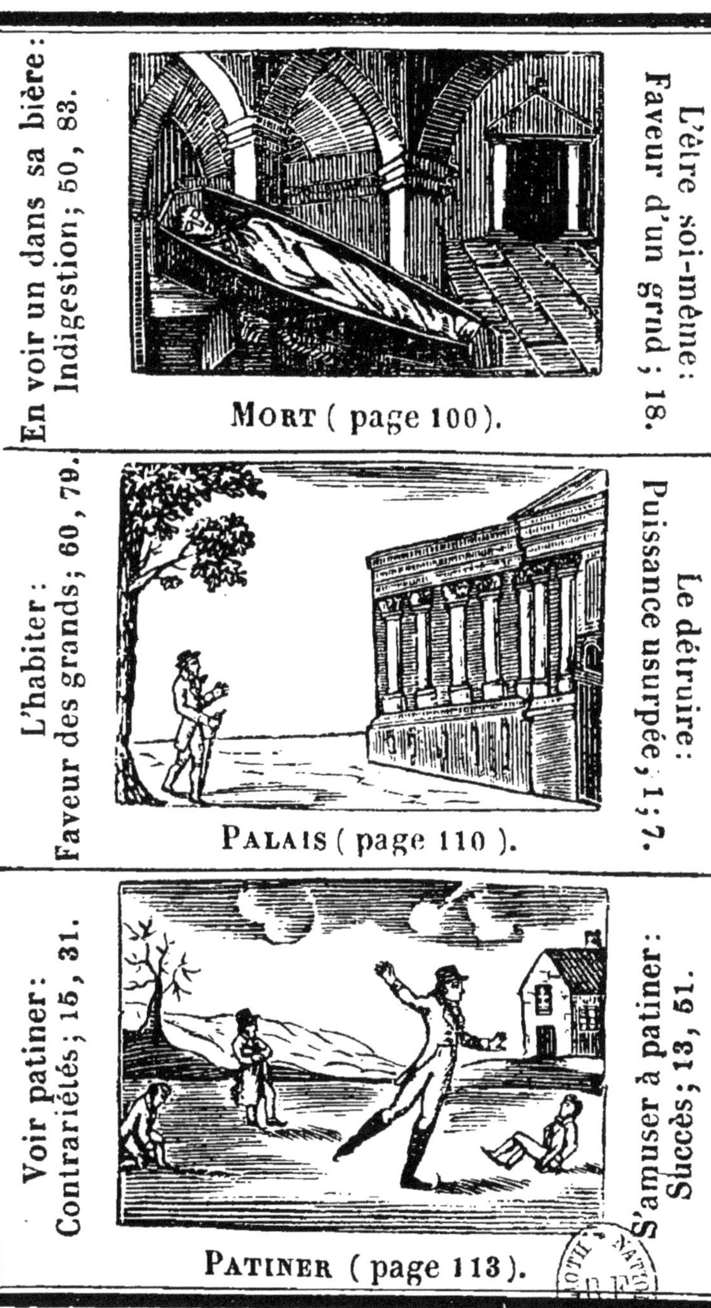

MORT (page 100).

PALAIS (page 110).

PATINER (page 113).

PARAPLUIE, PARASOL : médiocrité, vie douce
et obscure ; 15, 51.

PARENTS : erreur, perfidie, mauvaise nouvelle ;
33, 66.

PARDON, PARDONNER : regrets, chagrin,
denil ; 2, 60, 82.

PARFUMS ; en composer et distribuer à ses amis ;
nouvelles agréables pour eux et pour soi-même ; 5, 13, 26. — PARFUMS ; en recevoir en présent : nouvelle agréable en proportion de la
suavité de leur odeur ; gain, profit, honneur,
gloire ; 3, 7. — PARFUMS. Voyez ODEUR.

PARLEMENT. Voyez SÉNAT.

PARLER avec des animaux : mal et souffrance ;
7, 22. — Avec plusieurs personnes : péril ; 16,
50, 68. — Avec un philosophe : égarement ; 27,
58, 90.

PATÉ d'amande : justification ; 8, 59.

PATÉ ; en faire : profit ; 24.— En manger : agréable nouvelle ; 22, 63.

PATINER ; voir patiner sur la glace : empêchement, contrariétés ; 15, 31. — S'amuser à patiner : succès ; 13, 51.

PATISSERIE ou confiture ; en faire : joie et profit ; 3, 24.

PATROUILLE. Voyez GARDE.

PAUME ; y jouer : travail et peine à acquérir du
bien, querelles, injures ; 5, 65.

PAUPIÈRES. Voyez SOURCILS.

PAUVRES demandant l'aumône : bienfaisance,
humanité ; 50, 76. Voyez MENDIANT.

PAVÉ : mauvais accueil, chagrin, déception ;
57, 75.

PAYS ; se trouver en pays inconnu : danger, perte d'argent ; 1, 45.

PEAU basanée ou noire comme celle d'un mulâ-
tre ou d'un nègre : trahison envers amis, bien-
faiteurs ou associés ; 4, 10.

PÊCHES. Voyez Abricots, Fruits.

PÊCHER à la ligne : patience, petit profit, oubli des injures : 1, 62, 73. — Aux filets. Voyez Filets.

PEIGNER ; se bien et facilement peigner : amitié, gain de procès. — Se peigner avec difficulté : travaux et perte ; 59, 69, 86.

PEINDRE. Voyez Tapisserie.

PEINTRE. Voyez Portrait.

PÈLERIN, PÈLERINE, être avec : heureux présage ; 21. — L'être soi-même : impénitence ; 37, 73.

PELLE : travaux ingrats ; 14, 22.

PENDRE ; voir pendre : infidélité ; 5, 6.

PENDU ; en manger la chair : fortune et faveur d'un grand acquises par des moyens honteux ; 18, 39. — Pendu. Voyez Potence.

PERDRIX : commerce avec des femmes ingrates, fausses, malicieuses ; 17, 18.

PÈRE ; voir le sien : allégresse ; 3, 6. — Le voir gai : grand détriment ; 9, 19. — Voyez Grand-Père.

PERLES : misère, tristesse ; 63. — En pêcher : disette, famine ; 36. — En enfiler : ennui, solitude ; 90.

PERROQUET : découverte d'un secret ; 12, 24, 48, 72.

PERRUQUIER. Voyez Coiffeur.

PESTE ; en être atteint : fortune divulguée et que l'on cherche à vous ravir ; 19, 84.

PÉTARD : calomnie ou au moins médisance, crainte bien ou mal fondée ; 34, 83.

PETITS ENFANTS ; voir les pieds des siens : joie, profit, santé, plaisir, consolation ; 6, 8, 10.

PHÉNOMÈNE. Voyez Monstre.

PHILOSOPHE. Voyez Savant.

PIANO. Voyez Clavecin.

PIEDS ; baiser ceux d'autrui : repentir, aveu hu-

miliant, changement de conduite; 3, 38. —
Mordu d'un serpent ou autre bête venimeuse.
Voyez MORSURE. — PIEDS; se les laver dans une
cuvette ou autre vase: gourmandise; 24.

PIEGES: sécurité; 54.

PIERRES; marcher dessus: peines et souffrances; 7, 23.

PIGEON blanc: consolation, dévotion, heureux
succès d'affaires, entreprises dans un but loua-
ble; 6, 81, 87. Voyez TOURTERELLE.

PIN. Voyez NÉFLIER.

PIPE: guerre ou combat singulier; 6. — La fu-
mer: triomphe; 16. — La briser: sûreté, retour de la paix; 61.

PIQUE. Voyez HALLEBARDE.

PIROUETTER en songe contre une muraille, et
frapper effectivement son lit: arrangement
d'affaires après quelques délais; 38, 43.

PISTOLET. Voyez FUSIL.

PLAIES. Voyez BLESSURES.

PLAINE vaste et étendue: joie, succès, voyage
d'agrément; 2, 6, 62.

PLANTES médicinales; en manger: annonce la
fin de l'ennui, l'expédition des affaires; 34, 43

PLEURER: joie, consolation, bonne nouvelle;
28, 32.

PLEUVOIR. Voyez PLUIE.

PLOMB: accusation, sévérité; 25, 44.

PLUMES blanches: richesse et satisfaction.—
Noires: pleurs et retard dans les affaires; 17,
27, 89. — En manger: amertume; 71. — En
être couvert. Voyez OISEAU.

PLUIE douce, sans orage, vent ni tempête: gain
et profit au laboureur qui fait ce songe; empêchement, perte et dégâts si c'est un marchand
un artisan ou manœuvre; 1, 12. — Forte et
longue, mêlée de grêle, ouragan, tonnerre,
tempête: affliction, ennui, danger, perte aux

riches qui font un tel songe; aux pauvres: repos et tranquillité parfaite; 13, 21. — PLUIE d'or: grande joie; 24. — D'argent: chagrins amers; 4, 6.

POIGNARD: nouvelles d'absents; 1, 11. — En frapper quelqu'un: ennemis vaincus; 3, 12. — En être frappé: nouvelle; 7.

POIL; être couvert de poils: santé et longue vie; 3, 7, 80.

POIRES; les voir ou manger mûres: douce satisfaction; 1, 7. — Aigres ou sauvages: tristesse, chagrins cuisants; 12, 21.

POIS; les manger bien cuits: sûreté dans les affaires et prompte expédition; 46, 48.—Crus: retard; 3, 61, 80.

POISON: peste ou maladie contagieuse, contrariété; 18, 81.

POISSARDE: plaisir suivi de regrets; 49. Voyez HALLES.

POISSONS de diverses couleurs: accroissement de maladie; et si le songeur est en bonne santé: querelles, injures, souffrances; 17, 31, 49. — POISSONS morts dans leur élément: espérances trompées; 5, 58. — POISSONS; en prendre de gros: joie et profit; 34, 69. — De petits: chagrin et ruine, le tout en proportion de la quantité; 43.

POISSONS; en voir pêcher: enfant de faible santé, ou muet; 33. — En voir naître: joie, santé; 38, 83.

POISSONNERIE: joie, réussite; 70, 78.

POITRINE; belle et saine: santé et joie; 8. — Velue: gain et profit à l'homme; 29. — A la femme: perte du mari; 38. — POITRINE élargie, engraissée: vie longue, fortune sur les vieux jours; 4, 54. — POITRINE; l'avoir percée d'un coup d'épée, par la main d'un ami: mauvaises nouvelles, si le songeur est un vieillard

amitié inaltérable, si c'est un jeune homme ;
34 , 53.

POIVRE : taquinerie ; 4 , 42. Voyez MOUDRE.

POLIR ou blanchir ses dents. Voyez DENTS.

POMMES ; en manger : colère et dédain ; 13 , 65,
87. — D'or. Voyez ORANGES.

POMMIER ; en voir et en manger les fruits : joie,
plaisirs, divertissement, etc. (principalement
aux personnes du sexe), si la pomme est douce ; si elle est aigre : sédition , querelles , débats , colère, dédain ; 2 , 27, 67.

POMPE : joie, bénéfice, surprise ; 5 , 85. — POMPE
à sec : pauvreté , décès ; 53. Voyez EAU.

PONDRE. Voyez POULE.

PONT ; en passer un : travail ; 8. — Le voir rouge
ou rompu : juste effroi ; 68. — En tomber : dérangement du cerveau ; 4 , 6.

PORC. Voyez POURCEAU.

PORC-EPIC : affaire délicate, embarrassante ; 79.

PORT de mer ; en voir un : joie, profit, bonne
nouvelle ; 3 , 35.

PORREAUX. Voyez LÉGUMES.

PORTE ; l'enfoncer : arrestation très-prochaine ; 40.

PORTES brûlées, consumées : gaîté d'une personne du logis, et quelquefois, mais rarement
de celui qui fait ce songe ; 35 , 84.

PORTE-FEUILLE : mystère ; 16 , 88

PORTER du bois ou des fardeaux. Voyez OUVRAGES
GROSSIERS. — PORTER un faisceau de paille. Voyez
PAILLE. — Une chose désignée. Voyez généralement au nom de l'objet que l'on a porté dans
le rêve.

PORTEUR D'EAU : ennui, fatigue, embarras ;
7 , 78.

PORTIER , PORTIERE : caquets , médisance,
contradictions qui en seront la suite ; 3 ,
12 , 21.

PORTRAIT : longue vie à la personne qu'il repré-

sente, surtout s'il est peint sur bois ; 4, 49.—
En recevoir ou donner un: trahison ; 9, 43.

POTAGE. Voyez SOUPE.

POTENCE ; y être attaché: dignité proportionnée
à la hauteur du gibet ; 3 , 9. —Y être attaché,
puis brûlé et entièrement consumé : perte et
ruine inévitable ; 59.—En voir une ou plusieurs
avec les pendus : dommage, infortunes ; 77.

POULE qui chante: ennui, chagrins dévorants ;
86, 88. — Qui pond: gain; 27, 52. — POULE et
poulets ensemble: pertes à essuyer; 65. — S'ils
chantent : joie et profit; 56.

POULES ou OIES, les entendre caqueter. Voyez
OIES.

POULET ; lui couper la tête. Voyez TÊTE.

POULET. Voyez POULE.

POUMON ; y être blessé, le perdre : perte domestique, danger imminent, désirs frustrés;
3 , 69.

POUMONS d'animaux. Voyez FOIE.

POURCEAU : personnage oisif, avare, dont il ne
faut rien attendre qu'après sa mort; 4, 66.

POUX et forte démangeaison produite par eux:
or, argent, toutes sortes de richesses; 2, 4, 24.

PRAIRIE. Voyez PRÉ. — PRAIRIE. (être dans une)
Voyez BOIS.

PREDICATEUR. Voyez ORATEUR.

PRELAT. Voyez ARCHEVÊQUE.

PRES et PRAIRIES, s'y trouver: présage heureux
pour les gens qui ont du bien à la campagne;
pour les autres: embarras dans leurs affaires;
65, 66, 68.

PRECIPICE ; y tomber: grands outrages, grand
péril pour le songeur, et notamment par le
feu; 3, 33.

PRESENTS ; en offrir: ruine et démence; 8, 81.—
en recevoir : profit dans la maison ; 2, 8.

PRETRE. Voyez CURÉ, EGLISE.

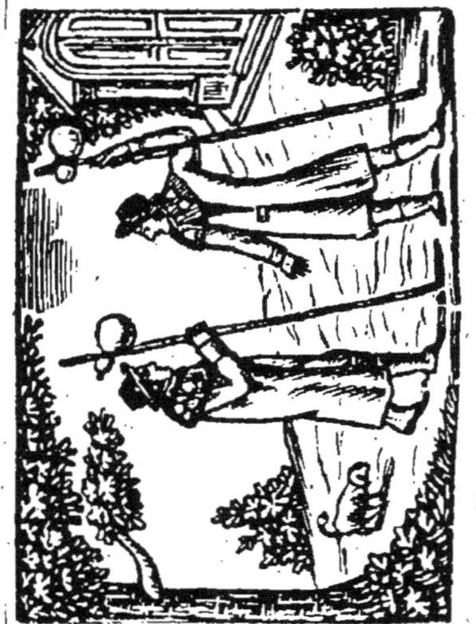

L'être soi-même :
Impénitence ; 37 , 73.

Etre avec :
Heureux présage ; 21.

PELERINS (page 114).

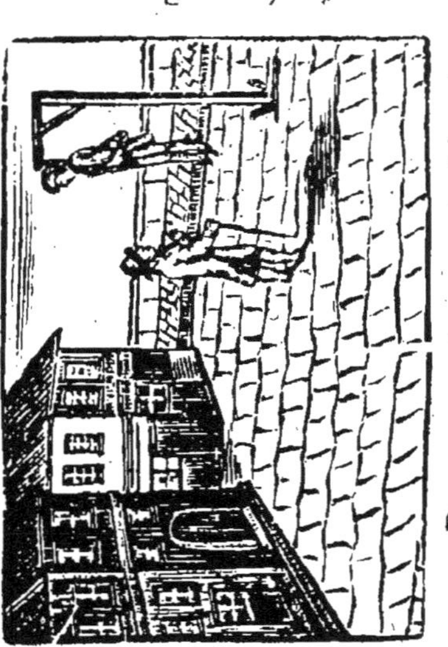

Y être attaché :
Dignité ; 3 , 9.

Y condamner quelqu'un :
Colère prochaine ; 23.

POTENCE (page 118).

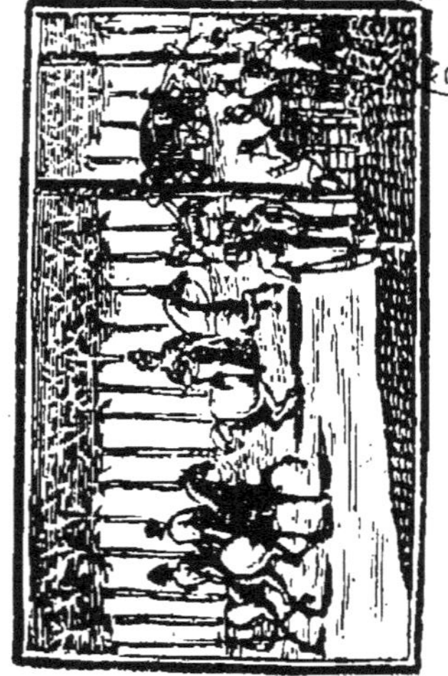

Avec des amis :
Constance ; 67.

Pour deux amants :
Bonheur passager ; 32, 52.

PROMENADE (page 121).

PRÊTEUR ou **PRÊTEUSE** sur gages. Voyez Mont-
de-Piété.

PREVOT. Voyez Juges.

PRINCES; habiter avec eux : faveur précaire ;
57 , 75.

PRISON; y entrer : salut ; 7. — Y vivre : consolation ; 71. — En sortir : danger ; 1.

PROCES : amitié inaltérable ; 7, 44.

PROCESSION : bonheur, joie ; 5, 8, 80.

PROFANATION : misère, infortune ; 24, 42, 45.

PROMENADE ; si l'on y est seul : bonheur de peu
de durée ; 76. — Pour deux amants : bonheur
passager ; 32 , 53. — Avec des amis : constance ; 67.

PROPRIÉTÉ ; en recevoir une en don : signifie
mariage avec une personne dont la figure ou
les qualités seront agréables en proportion de
la richesse du présent ; 42.— Si la propriété est
accompagnée de terres considérables, de bois,
de jardins, de vergers : plaisir, joie, santé, richesse, famille nombreuse, bonheur dans le
ménage : 45.

PROVISIONS; argenterie ou habits volés. Voyez
Vol.

PRUNES ; en voir ou en manger : santé et joie.—
Si elles sont sèches : ennui. — Hors de saison :
retard dans ses affaires ; 4, 59, 89.

PUANTEUR. Voyez Odeur.

PUCES ou **PUNAISES**: ennui, désagrément ; 7, 40
— En manger : obstacles, contrariétés ; 38, 88.

PUITS ; en tirer de l'eau : mariage avantageux,
si l'eau est claire ; si elle est trouble : hymen
funeste et maladie ; 89. — Donner cette eau à
boire à d'autres, c'est contribuer à leur fortune
si l'eau est claire, à leur ruine si elle est trouble ; 7, 67. — Puits dont l'eau regorge : perte
de bien, joie de femme et d'enfant ; 76. —
Tomber dedans ou le curer : injures, affront ; 6,

9.— Puits plein d'eau dans un champ où il n'y en avait point: établissement avantageux pour le songeur, et s'il est marié, naissance d'enfant soumis et vertueux ; 79.

PUNAISES. Voyez Puces.

PUSTULES ; en avoir sur le corps : richesses en biens de terre ou argent à faire valoir ; 3, 38.

PYRAMIDES : grandeur et richesse ; 4. — Etre à leur sommet: bonnes acquisitions; 4.

Q.

QUAI : prévoyance, abri de tout danger ; 2, 64, 87.

QUARANTAINE ; la faire: insouciance, folie; 3, 72, 73, 74.

QUENOUILLE : pauvreté ; 5, 8, 86.

QUERELLE (entrer en): constance en amitié; 6, 30, 76 — Querelle d'hommes: jalousie; 7, 85. De femmes: grand tourment; 35, 58. — Des deux sexes : amours près de naître ; 8, 53.

QUESTION ; y être mis: bonheur, aisance, prudence ; 20, 39, 83.

QUEUE: affront, déshonneur; 23, 67.—Queue de cheval, longue et bien fournie: assistance que l'on recevra de ses amis dans une première entreprise, bonheur et succès proportionnés à cette longueur, hymen avantageux; 36 — La queue coupée et séparée du cheval, signifie que l'on sera abandonné de ses amis, serviteurs, camarades (ou soldats, si le songeur est dans le militaire); 27, 75.

QUILLES; y jouer: chagrins, disgrâce; 25, 51.— Les voir tomber : déplacement, ruine d'un grand, perte dans le commerce; 1, 32.

QUITTANCE : oubli d'injures, pardon, absolution; 2, 93, 63.

De femmes :
Grand tourment ; 35, 68.

D'hommes :
Jalousie ; 7, 85.

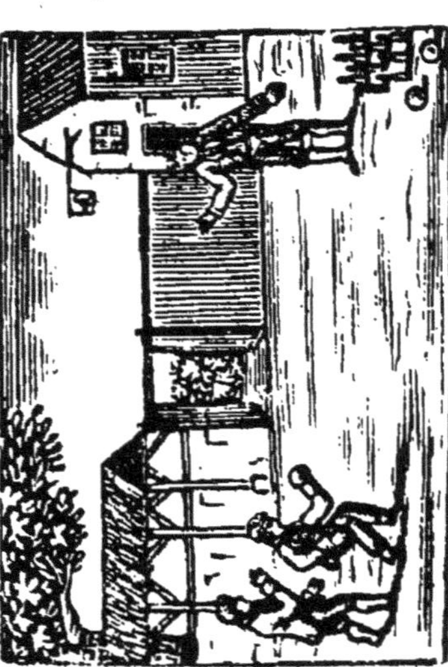

QUERELLES (page 122).

Les voir tomber :
Déplacement ; 1 , 32.

Y jouer :
Chagrins ; 25, 51.

QUILLES (page 122).

Trouble :
Malheur ; 23, 52.

Claire :
Heureux présage ; 19, 53.

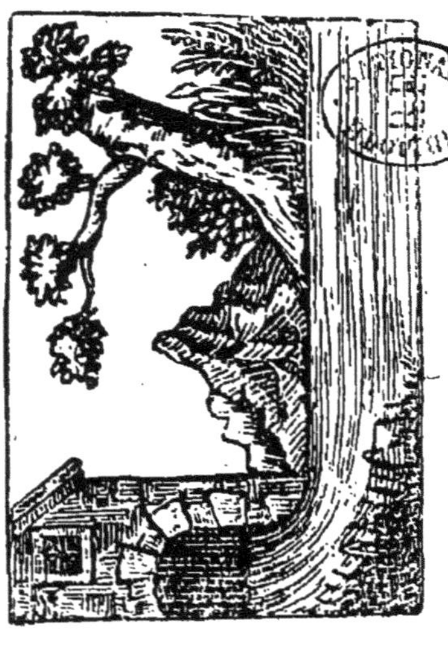

RIVIÈRE (page 126).

R.

RACINE ; en manger: désordre; 21 , 29, 34. Voyez
LÉGUMES.

RAGOUTS. Voyez CUISINE.

RAIFORTS ; en manger: discorde avec ses parents ou amis ; 11, 48.

RAISINS ; les manger dans leur maturité: joie,
profit, jouissances, voluptés; 19, 28, 30.—Les
manger verts: petite contrariété suivie d'un
grand profit; 37, 58. — Secs : perte, soucis,
amertume ; 23, 57. — Les fouler aux pieds:
victoire sur ses ennemis ; 65, 68. — Rouges:
reproches; 25, 82.—Blancs: innocence; 20, 45.

RAJEUNIR. Voyez JEUNESSE.

RAMONEUR: fausse accusation; 56, 60.

RAQUETTE. Voyez VOLANT.

RASER (se) ou se laisser raser barbe ou cheveux:
perte de biens, d'honneur ou de santé ; 26, 36.
Voyez BARBE.

RAT : ennemi secret et dangereux ; 26, 90.— RAT
de cave: perte dont on ne se méfie pas; 1, 61.
— RAT, en manger ; 17, 31.

RATE , la voir saine et épanouie: festins, bal,
promenade et divertissements de toute espèce ;
2, 36.— Oppressée, enflée, malade: embarras,
soucis, inquiétude ; 3, 39.

RAVES, Voyez LÉGUMES.

REGIMENT. Voyez SOLDATS.

REINS , épine du dos. Voyez HANCHES.

REJOUISSANCES publiques: misère personnelle;
8, 65.

RELIGIEUX ou RELIGIEUSE. Voyez HERMITE.

RELIQUE: trésor en danger ; 10, 20, 40.

REMOULEUR. Voyez GAGNE-PETIT.

RENARD : surprise par des voleurs ; 47.— Se battre contre lui : ennemi cauteleux et rusé ; 21, 43.— RENARD apprivoisé : amours mal placées ; domestiques abusant de la faiblesse de leur maître ; 12, 60.—Les loups-cerviers, belettes, fouines et écureuils, ont à peu de chose près la même signification que le renard ; 30, 31.

REPANDRE de l'eau. Voyez EAU.

REPAS pris seul : avarice ou pauvreté ; 13, 15.— En grande compagnie : dissipation, prodigalité ; 31, 66.

REPOS, en prendre : persécution ; 21, 59.

REPTILES ; en voir : ennemis cachés, calomnie ; 20, 29.

REVENANT. Voyez FANTOME.

RHUME. Voyez TOUX.

RICHES ; en voir ou converser avec eux : bienfaits et récompenses ; 7, 21, 32.

RIPAILLES. Voyez FESTINS.

RIRE aux éclats : contrariété plus ou moins forte dans les quarante-huit heures ; 70.— RIRE avec ses amis. Voyez AMIS.

RIVAGE : bonheur, tranquillité ; 16, 66.

RIVAL, RIVALITE : entreprise malheureuse ; 15, 16, 56.

RIVIERE claire et tranquille : présage généralement heureux ; mais surtout pour les juges, les plaideurs et les voyageurs ; 19, 33.— Trouble : c'est tout l'opposé. Le songeur doit s'attendre, en outre de tomber dans la disgrâce de son supérieur, à des menaces suivies d'effet de la part de quelque grand ; 23, 52.— RIVIERE claire entrant dans la chambre : visite de quelque grand personnage dont on recevra des libéralités. Si au contraire l'eau est trouble et gâte les meubles : violences, querelles et dégâts de la part des ennemis de la maison ; 30, 31. — Sortant de la chambre : outrages, danger de la vie ; 64.

— Marcher sur la rivière : élévation ; 72. —
S'y noyer. Voyez Noyé — S'y laver les pieds.
Voyez Pieds. — Rivière impétueuse. Voyez
Torrent.

RIZ ; en manger : abondance, même excessive,
indigestion ; 2, 64.

ROCHER : travail et peine ; 1, 7. — Le monter difficilement : réussite tardive ; 29, 30. — Le descendre de même : perte de parents ou d'amis ;
71. — Avec plaisir : méfiance salutaire ; 17.

ROI ; en voir un entouré de sa cour : tromperie,
embûches, flatterie ; 15, 61. — Seul : clémen-
ce, pardon des injures ; 25. — Lui parler : re-
bellion, complot ; 50.

ROMANS. Voyez Lire.

ROMARIN : bonne renommée ; 32, 78.

ROMPU sur la roue : tristesse ; 3, 23, 39.

RONCES. Voyez Epines.

ROSES ; en voir dans leur saison : bon signe, à
moins que le songeur ne soit malade ou en fuite, ce qui signifierait alors danger de la vie ou
de la liberté ; 80. — Hors de la saison le sens
est entièrement contraire ; 6. — Très-rouges :
joie, récréations ; 32, 35.

ROSSIGNOLS. Voyez Hirondelle.

ROTI ; en voir : lueur d'espérance ; 50. — En
manger : gain, sûreté ; 35.

ROUE de fortune : péril, embarras ; 90. — Voyez
Fortune.

ROUES : en voir : infirmité ; 1, 11, 32.

RUBANS : aisance, satisfaction ; 15, 60.

RUCHES. Voyez Abeilles.

RUE : accueil favorable ; 1, 3.

RUINES : fortune, succès, triomphe, découverte ; 53, 70.

RUISSEAU d'eau claire près de la maison : présage d'un emploi honorable et lucratif, dans lequel le songeur pratiquera la bienfaisance ; 66.

— Si l'eau est trouble: perte et dommage de la part de ses ennemis, incendie et procédure; 3, 9, 18. — Ruisseaux, fontaine, étangs taris: ruine de celui à qui ils appartiennent; 81. Voyez Fontaine.

S.

SABLE: doute, incertitude; 1, 2.

SABLON: justification; 3, 49.

SABOT (chaussure): accroissement quelconque de fortune; 4, 90. — A jouer: embarras de famille; 5, 59.

SABRE. Voyez Armes tranchantes.

SACRE d'un roi ou souverain: bonheur, réussite, triomphe du moment; 3, 6.

SACRILEGE. Voyez Profanation.

SAGE-FEMME: bonheur prochain; 22, 23, 48. Voyez Enfantement.

SAGES. Voyez Combattre.

SAIGNER par le nez: honte, mépris général; 18, 21.

SAINTS ou ANGES. Voyez Anges.

SALADES. Voyez Herbes crues.

SALAMANDRES. Voyez Scorpions.

SALIERE. Voyez Sel.

SANG; perdre le sien: maux de tête, migraine, courbature; 1, 18. — Voir couler celui d'un autre: contestation; 9, 54.—En grande quantité: fortune, richesse; 9.

SANGLIER: ennemi furieux et impitoyable; 25, 28.—Lui donner la chasse ou le prendre, poursuivre et mettre hors d'état de nuire cet ennemi si cruel; 52. — Le tuer: victoire complète; 47. — En recevoir la hure. Voyez Hure.

SANGSUE: avarice, usure; 3, 13.

SANSONNET : joie ; 20, 22. — S'il chante : affliction suscitée par des parents ; 30.
SANTÉ : mauvais présage pour les malades ; 13.
SARDINES : aigreur, querelle domestique ; 4, 41.
SATIN : en faire le commerce. Voyez Commercer.
SATYRE : critique ; 2, 84.
SAUCISSES. Voyez Cervelas.
SAUMON : triste présage, désunion des familles ; 8, 23.
SAUTERELLES. Voyez Cigales.
SAVANTS ; converser avec eux : tromperie, imposture ; 23, 53.
SAVATES : pauvreté, ennui, chagrin ; 24, 37.
SAVETIER : rentrée d'un peu d'argent ; 32, 73. — Le voir travailler avec courage : sage détermination ; 23, 37.
SAVON : affaires débrouillées, assistance d'amis ou parents riches ; 15, 18.
SCANDALE : succès proportionné ; 25, 59.
SCEAU, SCELLER : sûreté, absence de tout danger ; 26, 29.
SCEPTRE ; en voir un : pauvreté ; 1. — En voir plusieurs : misère extrême ; 90.
SCIE : expédition d'affaires, succès, satisfaction ; 8, 46, 52.
SCORPIONS : embûches et infortunes suscitées par des ennemis secrets ; 34, 50.

N. B. Les lézards, salamandres, basilics et autres reptiles ont la même signification.

SECRETAIRE, commode, etc. Voyez Meuble.
SEIN de femme plein de lait : mariage prochain, si la personne qui le porte tel est demoiselle ; si elle est mariée nouvellement : conception, accouchement heureux ; si elle est âgée : richesse à venir ; si elle est déjà riche : argent et plaisir pour ses enfants ou héritiers ; 8, 32. —

Souffrant: danger de soif pour celle qui souf-
fre; 39. — Sᴇɪɴ ridé et flétri: enfant maigre,
ou si la personne qui le porte n'en a point:
pauvreté, chagrins, pleurs continuels ; 90.—
Sᴇɪɴ; pour l'homme qui en porte un de femme: mollesse, ennui, maladie d'enfants; 44.

SEINE. Voyez RɪᴠɪÈʀᴇ.

SEL: sagesse; 9, 16, 18.

SEMAILLES: richesse, joie, santé; 29, 70. Voyez
BʟÉ, Oʀɢᴇ. — Si l'on sème des légumes: peine
et travail; 12, 73. Voyez Lᴇ́ɢᴜᴍᴇs.

SÉMINAIRE: trahison, fausseté; 5, 43, 75.

SÉNAT: orages politiques; 9, 40, 85.

SENTINELLES: méfiance, sûreté; 32, 42, 75.

SÉPULCRE ou SÉPULTURE. Voyez Tᴏᴍʙᴇᴀᴜ.

SÉRÉNADE. Voyez Iɴsᴛʀᴜᴍᴇɴᴛ.

SERGENTS. Voyez Hᴜɪssɪᴇʀ.

SERIN: voyage lointain ; 7, 74.

SÉRINGUE. Voyez CʟʏsᴛÈʀᴇ.

SERMON. Voyez Pʀᴇ́ᴅɪᴄᴀᴛᴇᴜʀ

SERPENT: ennemis et ingratitude, séduction prochaine ; 83, 89. — Qui se replie et se tortille:
haine, maladie, prison, danger; 8. — En tuer
un: victoire sur des ennemis, des jaloux; 2, 42.
— A plusieurs têtes: séduction prochaine,
péché ; 88.

SERPETTE: faiblesse de tempérament; 12 , 21.

SERRURE: vol et perte d'effet; 7, 23, 27.

SERRURIER: souplesse, oubli de soi-même; 8,
34, 90.

SERVANTE: soupçons ; 6, 13.

SEXE (changement de). Voyez Cʜᴀɴɢᴇᴍᴇɴᴛ.

SIFFLET: danger personnel, médisance, calomnie; 12, 43.

SINGES et guenons: ennemis malicieux, mais
faibles, étrangers ou inconnus; 8, 9, 17.

SIRÈNE ; en voir une: trahison, brouille de
ménage; 6, 76, 80.

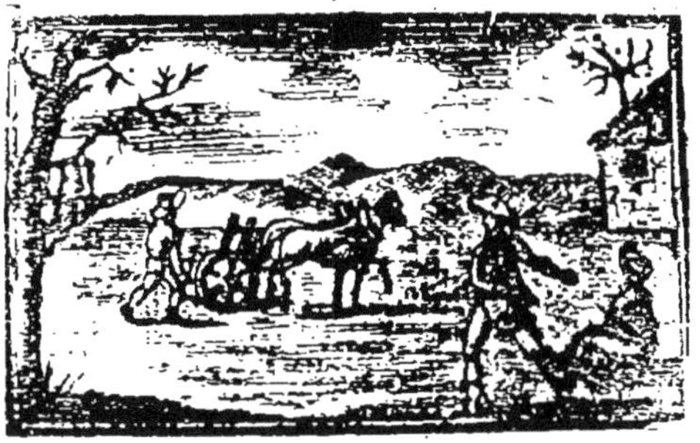

De blé : Richesse, joie et santé ; 29 , 70.

De légumes : Peines et travail ; 73.

Semailles (page 130).

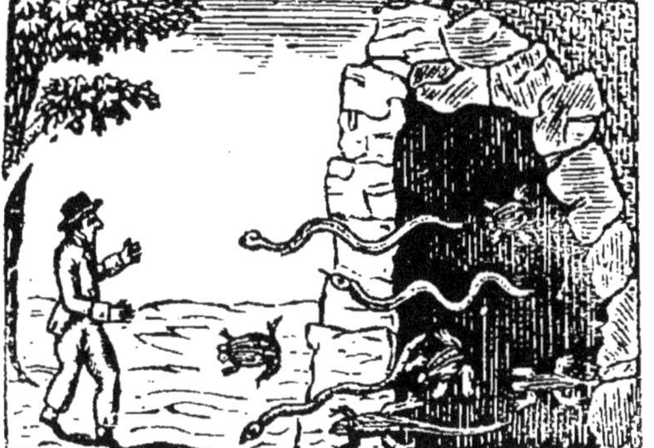

En tuer un : Victoire ; 2 , 42.

En voir un qui se tortille : Dangers ; 8.

Serpents (page 130).

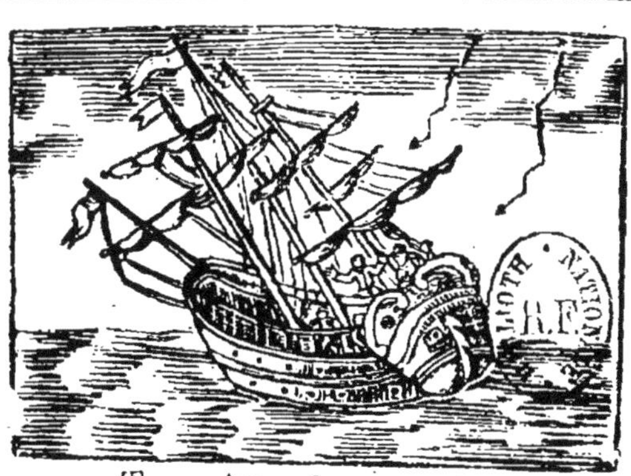

En être victime : Faux amis ; 4 , 36.

En voir une : Grand péril ; 23 , 35 , 49.

Tempête (page 136).

SOEURS. Voyez **FRÈRES.**

SOIE : richesse, grandeur ; 14 , 53.

SOIES ; en faire le commerce. Voyez **COMMERCER.**

SOIF ardente et que l'on ne peut éteindre : tristesse ; 20, 52. — Dans une soif ardente , boire de manière à se désaltérer , de l'eau claire, fraîche et de bon goût : richesse et contentement ; 59. — De l'eau trouble, échauffée , corrompue : afflictions et maladies qui dureront toute la nuit ; 53.

SOLDATS et gens armés : fatigue ; 3, 12.—Contre soi : tristesse , abattement, ennui ; 25, 50. — Faisant l'exercice : espoir le plus flatteur ; 48. Voyez **GARDE.**

SOLEIL ; le voir : découverte de secrets, et expédition d'affaires ; 61. — Si l'on a la vue malade : guérison ; 1 , 6. — Si l'on est en prison : liberté ; 16, 28. — **SOLEIL** levant : bonnes nouvelles , prospérité ; 11. — Couchant : pertes, nouvelles fausses. — Si une femme fait ce songe : naissance d'un fils ; 90. — **SOLEIL** obscur, rouge , embrouillé : obstacles, maladie d'enfant , danger personnel, mal d'yeux prochain. Cependant il est d'un heureux présage pour les gens qui ont des ennemis ou quelque motif de se tenir cachés ; 44, 54. — **SOLEIL** ; en voir les rayons autour de sa propre tête : gloire et honneurs infinis. — Aux criminels ce songe présage grâce et miséricorde pour prix d'un aveu sans restriction ; 33. — **SOLEIL** : voir ses rayons pénétrer jusques dans le lit où l'on est : fièvres à craindre ; 44. — Entrant dans la chambre et l'éclairant : gain, profit, honneur, prospérité. Si l'on est marié : naissance d'un fils qui brillera par ses vertus ; 19, 30. — Entrer dans une maison où il luit : acquisition de biens ; 35. — Soleil sur la maison : danger du feu ; 63. — Allant à la rencontre de la lune et vice versa : guerre ; 19.

SOLS ou SOUS : pauvreté ; 24 , 29.

SOMMEIL. Voyez Dormir.

SOMNAMBULE : repos, trouble, agitation tumulte ; 77,

SONNETTE ; en agiter une : dissension domestique ; 32 , 40.

SORCIER ou SORCIÈRE. Voyez Horoscope.

SORTILÈGE : tromperie , fausseté ; 37 , 53.

SOUFFLETS : faux rapports ; 2 , 28. — Souffler le feu : calomnie ; 39 — Avec la bouche : médisance ; 34.

SOUFFLET , ou un coup de poing donné à quelqu'un : paix et amour dans le ménage ; si le donneur n'est pas marié : grand succès dans ses amours; 7 , 14.

SOUFRE : pureté , justification ; 1 , 84.

SOULIERS ou autres chaussures ; en fabriquer : décadence et pauvreté aux riches : bien-être et gaîté aux artisans ; 5 , 90. — Les perdre : pauvreté; 6 , 16. — Voyez Chaussures.

SOUPE ; en manger : retour de santé ou de fortune ; 15.

SOUPER. Voyez Repas.

SOURCILS et paupières plus longs que de coutume : bonheur et estime publics, succès en amour, fortune considérable ; 62. — Tombés : déshonneur, trahison d'amant ou de maîtresse, ruine complète ; 50.

SOURICIERE : précaution à prendre contre la médisance ; 3 , 11.

SOURIS : méchant tour d'une mauvaise femme ; 5, 89.

SOUTERRAIN : voyage sur l'eau ; 4, 87.

SPECTACLE ; y assister. Voyez Bal , Comédie , Tragédie.

SPECTRE. Voyez Fantome.
SQUELETTE : horreur, effroi ; 3, 14, 17.
STATUE : tristesse ; 55, 66. — Statue, ou tableau représentant une femme nue, agréable à voir : bonheur, réussite dans ce qu'on entreprendra ; 56, 65.
STATUES ; les adorer. Voyez Idolatrie.
STYLET. Voyez Poignard, Couteau.
SUCCESSION. Voyez Héritage.
SUCRERIES. Voyez Dragées.
SUICIDE : malheur que l'on s'attirera soi-même ; 1, 90.
SUIE : bonheur éloigné, mais certain ; 5, 60, 85.
SUISSE : fidélité ; 8, 90.
SUPPLICE ; en endurer un quelconque : richesse, honneurs, respects pour un temps ; 67. Voyez Potence.
SIBYLE : découverte de l'avenir ; 21, 73.
SYNAGOGUE. Voyez Église.

T.

TABAC ; en prendre : plaisir des sens ; 45. — En répandre : déplaisir ; 7, 70.
TABLE ; en voir une : allégresse ; 7, 85. — Mettre le couvert : abondance ; 44, 47.
TABLEAUX. Voyez Images. — Tableaux ; en peindre. Voyez Tapisserie
TABLEAU représentant une femme nue. Voyez Nudité, Statue.
TABLETTES : événement remarquable ; 74.
TABLIER : servitude ; 1, 17.
TABOURET : dignité purement honorifique ; 4, 14.
TACHES sur les habits : mélancolie ; 1, 3. — Dans le soleil : effroi, ridicule ; 13.
TAFFETAS : richesse bientôt dissipée ; 4, 13.

TAILLEUR: infidélité; 20, 83.— De pierres: profit, avantage ; 38.
TAMBOUR: perte de peu d'importance, insuffi-
sance: 15, 19.
TAPISSERIE; en faire, peindre des tableaux,
teindre des étoffes: joie sans profit; 45, 48.
— En voir: tromperie, abus de confiance ;
24, 72.
TAPISSERIES; voir brûler et consumer les tapisseries ou meubles d'une salle: c'est dommage
ou mort pour le maître de la maison ; 47, 81.
TAUPE : aveuglement moral ; 1, 11, 71.
TAUREAU: grand personnage dont on recevra du
bien ou du mal, selon que le taureau, son
emblême, fait bien ou mal dans le songe; 47,
56. — En voir un furieux : combat dans lequel
on sera vaincu; 10, 81.— Taureau; en trouver le foie, le poumon ou la moëlle. Voyez Foie.
TEIGNE : faux amis ou serviteurs dont on aura
peine à se défaire, 37.
TEINDRE des étoffes. Voyez Tapisseries.
TEINT pâle, jaune ou plombé : maladie prochai-
ne, fièvre longue et dangereuse ; 31, 47.
TEMPÊTE; en être terrassé: embûches qu'on tend
à notre bonne foi ; 4, 36. — En voir une :
outrage et grand péril ; 23, 35, 49. — Voyez
Foudre.
TEMPS (beau): sécurité trompeuse; 6, 86. —
Temps (mauvais). Voyez Pluie.
TEMPLE. Voyez Eglise.
TENAILLES : tourment, persécution, injustice ;
16, 30, 61.
TÉNÈBRES : infirmité; 45. — Marcher en dépit
d'elles : réussite à force de soins; 53.
TENTES : guerre ou querelle prochaine; 34, 43,
59.
TERRE ; la voir noire: tristesse, mélancolie, hip-
pocondrie ; 11. — La baiser. Voyez Baiser. —

— La sentir trembler. Voyez TREMBLEMENT DE
TERRE. — Manger par terre. Voyez MANGER.
— Etre mis en terre. Voyez ENTERRÉ, OBSÈ-
QUES.

TESTAMENT; faire le sien : malheur, mélancolie; 57, 82. — Celui d'un autre : joie, profit; 28, 75.

TÊTE; en avoir une sans corps : liberté; 5. —
Blanche : joie; 51. — Laver la sienne : éloignement de tout danger; 15, 28. — TÊTE; la
couper à quelqu'un : sûreté d'entreprise, vengeance sur les ennemis; 78. — La couper à
une personne armée et en état de se défendre :
entrée au service de quelque grand personnage à qui l'on sera très-utile; 90. — Couper
celle d'un poulet : joie, plaisir inattendu; 60.
— TÊTE; l'avoir tranchée, si l'on est prisonnier : liberté; malade : santé; affligée : consolation; endettée : paiement de dettes; élevée en dignité : continuation de succès, craintes et soucis changés en joie, et confiance
méritée dans les subordonnés; 54, 57.

TÊTES; en avoir ou en voir trois sur un seul col :
honneur, force et domination à qui les porte;
3, 33.

THÉ : encombrement d'affaires.

THÉATRE. Voyez BAL, COMÉDIE, TRAGÉDIE.

THERMOMÈTRE : complot, attaque sourde à la
réputation; 48, 80.

TIGRE : ennemis jaloux, furieux, irréconciliables;
61, 64. — Le terrasser : succès; 51. — Le tuer :
triomphe complet, bonne fortune; 31. — Etre
surpris par lui : perte certaine si l'on est seul :
embarras considérable, si l'on est plusieurs;
13, 39.

TIRE-BOUCHON : fortune imprévue, réjouissance; 7, 70.

TIRER un fusil, de l'arc. Voyez ARC FUSIL.

TOILE; en faire le commerce. Voyez Commercer·

TOIT : commandement, dignités; 45.

TOMBEAU; le bâtir : mariage, noces, naissance d'enfants; 5. — S'il tombe en ruine : maladie et misères personnelles ou dans la famille; 65. — Tomber dedans : misère, ruine; 56. — En visiter un : regrets profonds; 44, 68.

TOMBER : déshonneur; 3. — Tomber et se relever à diverses reprises : honneurs; 7, 70. — Tomber dans l'eau ou dans la mer; si l'on s'éveille en sursaut : perte de santé, d'honneur, de bien, peine extrême pour se soustraire aux embûches de ses envieux, de ses ennemis; 17, 77. — Si le rêve se prolonge : persécution; 78, 87.

TONNEAUX. Voyez Barils.

TONNERRE. Voyez Foudre.

TORCHES ou flambeaux ardents : les tenir est bon signe, surtout pour la jeunesse, ses amours et toutes ses entreprises tourneront au gré de ses désirs, elle obtiendra victoire sur ses ennemis, honneur et bienveillance de tout le monde; 1, 7. Voyez Lumière. — Les voir entre les mains d'autrui : signifie la découverte par autrui du mal qu'on a pu faire, et sa punition, quelque ruse qu'on emploie pour l'éviter; 71. — S'ils sont éteints c'est le signe contraire; 35.

TORRENT; marcher dans son eau : chagrins, adversité; 9, 19. — Torrent; s'y débattre sans pouvoir y échapper : danger que l'on court par maladie ou procès interminables, chagrin; 34, 35.

TORTUE : ennemis secrets; 72. — La manger : petit succès mérité par de longues fatigues; 27, 77.

TOUPIE. Voyez Sabot.

TOUR (forteressse). Voyez Bastille. — Tour à tourner : accommodement d'affaires difficiles;

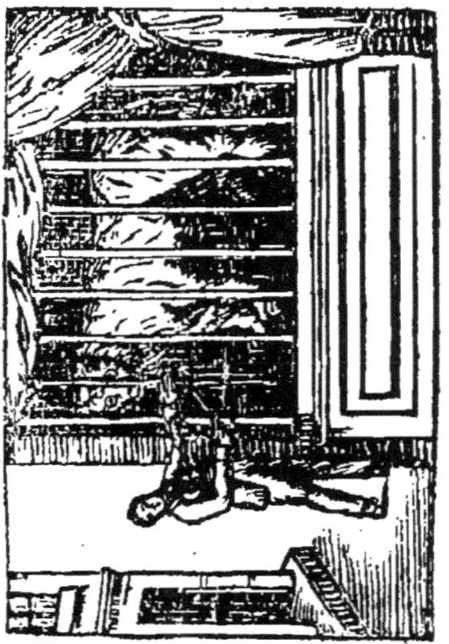

Le terrasser :
Succès ; 51.

Tigre (page 137).

Le tuer :
Triomphe ; 41.

Tomber dedans :
Misère ; 56.

Tombeau (page 138).

En bâtir un :
Mariage ; 5.

La voir fermée : Mystère,
trésor caché, 60, 72.

Trappe (page 141).

En voir sortir quelqu'un
Secret divulgué ; 6, 26.

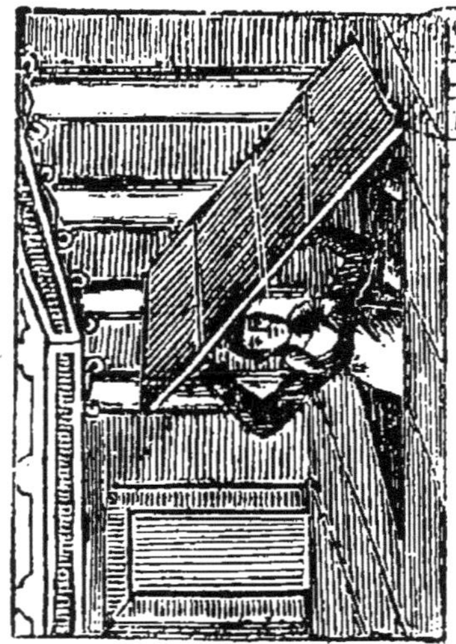

9, 11. — Tour d'adresse et de force : gaîté, surprise agréable ; 3, 11 ; 31, 36.

TOURNER la broche. Voyez Ouvrages rudes.

TOURTERELLE : fidélité, bon ménage, et si l'on n'est pas marié : rupture du célibat ; 63. Voyez Pigeon.

TOUX : indiscrétion ; 88.

TRAIN DE VOITURES roulant sur un chemin de fer ; voyager par ce moyen de locomotion : prompte expédition d'affaires, procès terminé à l'avantage du songeur ; 17, 59.

TRAGÉDIE ; en voir jouer une : perte d'amis et de bien, tristesse ; 16, 48.

TRANCHÉE. Voyez Colique.

TRANCHÉE ; siège : triomphe sur la résistance que l'on nous oppose ; 3, 32.

TRAPPE ; en voir sortir quelqu'un : secret divulgué ; 6, 26. — La voir fermée : mystère, trésor caché ; 60, 62.

TRAVAIL de la main droite : bonheur personnel et dans la famille ; 14, 17. — De la main gauche : gêne momentanée ; 13, 54.

TREILLE. Voyez Vigne.

TREILLAGE. Voyez Grille.

TREMBLEMENT de terre : danger pour la fortune et même la vie du songeur. — S'il tient au gouvernement : c'est le présage d'un coup d'autorité qui surprendra tout le royaume ; 11, 32. — Si le tremblement renverse une maison ou seulement les toits, une muraille, des portes : ruine et gêne des principaux de cette maison ; 28, 60. Voyez Maison, Ville abîmée.

TRÉPIED : découverte de l'avenir, incertitude ; 3, 21, 33.

TRIANGLE : objets de respect et d'adoration ; 7, 77.

TRIBUNAL. Voyez Juges.

TRICOT , TRICOTER : malins propos; 17, 71.
TROMPETTE. Voyez Instrument a vent.
TRONC des pauvres : détresse, misère; 11, 65. — Le voler : fortune honteuse; 87.
TROU. Voyez Ouverture.
TROU-MADAME : (jeu) plaisir, volupté, rapprochement; 7, 21, 81.
TRUIE. Voyez Pourceau.
TUER son père ou sa mère : présage le plus funeste pour l'objet dont on s'occupe en veillant; 21. — Une personne quelconque. Voyez Homicide. — Des animaux : victoire sur ses ennemis; 31.
TURCS : détention prochaine; 23, 32, 44.
TUYAUX : abondance proportionnée à leur nombre ou leur grandeur; 34, 73.

U.

ULCÈRES ou gales aux jambes : soucis, charge et travail sans profit; 9, 59. — Aux bras et aux coudes : ennui, tristesse, perte de temps et de biens; 5, 75. — Ulcère; en avoir le dos couvert, l'avoir rompu ou blessé : triomphe d'ennemis ou d'envieux, mépris universel; 30, 90 — Ulcère. Voyez Dartres, Enflures.
UNIFORME; en voir ou en porter un : gloire, valeur, célébrité; 57.
URINE; en boire : rétablissement de santé; 30, 45,
USURE; y avoir recours : profit honteux; 7, 69. — en faire son métier : détresse, ruine; 5, 9.

V,

VACHES; en avoir : prospérité proportionnée à leur nombre; 1, 4. — En être poursuivi : péril

En faire son métier :
Détresse ; 5, 9.

Y avoir recours :
Profit honteux ; 7, 69.

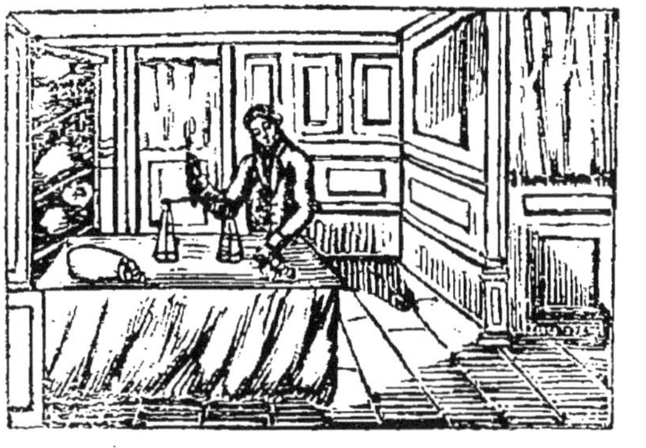

USURE (page 142).

Y assister :
Richesses et plaisir ; 12, 21.

S'y trouver malade :
Danger qu'on peut éviter, 11, 20

VENDANGES (page 145).

En jouer dans un concert :
Consolation ; 16, 21, 25.

En jouer dans un lieu solitaire :
Funérailles ; 35, 38, 68.

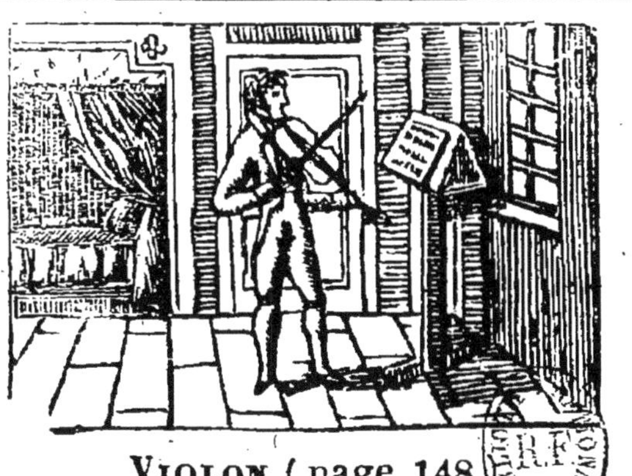

VIOLON (page 148).

qu'un peu de prudence fait éviter ; 37 , 88. — Voyez Bois.

VAISSEAU ; être dessus : voyage ; 53. —S'il est petit : infirmité ; 35. — Vaisseau à la voile : bonne nouvelle ; 3, 8. Voyez Bateau, Navire. — Vaisseau ou vase. Voyez Vase.

VAISSELLE d'étain : douce aisance ; 15, 32, 60. — D'argent. Voyez Argenterie.

VALETS. Voyez Laquais.

VALISE. Voyez Coffre.

VASE ; en voir un près d'une fontaine : travail ; 19 , 49. — Cassé. Voyez Eau, Verre.

VAUTOUR : maladie longue et dangereuse et par fois mortelle ; 4 , 5 — En triompher : retour au calme , fortune favorable ; 54. Voyez Oiseaux de proie.

VEAU. Voyez Bestiaux.

VEILLÉE : caquets ; 54.

VEINES : chagrins ; 14, 41.

VELOURS : honneur, richesses ; 1, 60. — Velours, en faire le commerce. Voyez Commercer.

VENDANGES ; y assister : plaisir , santé , joie, ri- chesses proportionnées à la quantité du raisin ; 12, 21. — S'y trouver malade : danger qu'on peut éviter ; 11, 22. Voyez Raisin.

VENDRE. Voyez Commercer.

VENGEANCE : procès longs et ruineux, inquié- tude ; 4 , 40.

VENT : péril de fortune , angoisses , tourment ; 59 , 80.

VENTRE amaigri et retréci : débarras d'une mau- vaise affaire ; 19. 21. — Plus gros que de cou- tume : accroissement de fortune, illustration proportionnée à la grosseur ; 2 , 4. — Enflé , mais vide ou seulement plein de vent : misè- re , infortunes qui demeureront secrètes ; 22, 33. — Ventre affamé. Voyez Faim. — Ventre ; y avoir mal. Voyez Colique.

VER de terre : ennemis secrets armés pour vous nuire ; 2, 60.

VERDURE : partie de campagne ; 11, 18, 31.

VERJUS : juste sécurité ; 7, 86.

VERMINE. Voyez Poux, Puce.

VÉROLE. Voyez Maladie secrète ; 24, 31.

VERRE D'EAU ; en recevoir un : prompt mariage ou naissance d'enfants ; 22.

(N. B. En général tout ce qui est de verre a particulièrement rapport à la femme.)

VERRE cassé sans que l'eau soit perdue : mort de la femme, salut de l'enfant — Perdre l'eau sans casser le verre : mort de l'enfant, salut de la femme ; 15, 45.

VERROU : peine secrète ; 9, 89.

VERS à soie : amis secourables et bienfaisants ; 37, 73.

VÉSICATOIRE : mal contagieux ; 2, 62.

VESSIE : orgueil, fausse gloire ; 7, 43.

VESTE ; en voir une ou en être vêtu : misère peu méritée ; 1, 43. — Brodée : fortune, place éminente ; 16, 19.

VÊTEMENTS blancs : joie à qui les porte ; 32, 34.

VÊTEMENTS sales, déchirés ou grossiers : ennui, tristesse à venir, péché, blâme, mépris général ; 13, 42. — Vous les voir déchirer : réussite à l'aide de quelques amis ; 7, 14, 21. — Couvert d'or et de broderie : joie, respect, honneur ; 9, 12. — Vêtements : en porter de diverses couleurs : chagrins. — Noirs : joie ; 27, 28. — Vêtements neufs. Voyez Neuf.

VEUVAGE : satisfaction, joie ; 18, 36.

VIANDE : allégresse ; 12 — En manger : joie troublée par des souvenirs, dommage ; 29 — Si elle est noire et coriace : pertes, chagrins ; 42

VICTOIRE : pleurs ; 80.

VIDANGEUR : méchants rapports ; 9, 27.

VIEILLARD : sagesse ; **35, 62**. — Vieille femme. Voyez Femme.

VIELLE ; l'entendre : événement fâcheux ; **1, 49**. — En jouer : chagrins retardés ; **4**.

VIERGE ; en connaître une : plaisirs sans regrets ; **24, 25**. — Découvrir qu'elle ne l'est pas : maux et chagrins cuisants ; **20**. — La porter : joie ; **76**. — La prendre de force : emprisonnement ; **79**. — Vierge (parler à la sainte) : consolation, guérison, bonheur parfait ; **9, 41**.

VILLAGEOIS, VILLAGEOISES : gaîté, absence de tout souci ; **12. 37, 82**.

VIGNE ; la voir, se promener auprès, en cueillir les fruits : abondance, richesse, fécondité ; **28**. — Voyez Raisin, Vendanges.

VILLAGE : perte de dignités ; **16, 21, 28**.

VILLE abîmée par tremblement de terre ; si le songeur reconnaît la ville : famine, guerre et désolation par suite du courroux du prince. S'il ne la reconnaît pas, ces malheurs accableront le pays ennemi ; **1, 75**. — Ville incendiée et consumée : famine, guerre ou peste dont souffrira la ville ; **7, 70**

VIN ; en voir : effusion de sang ; **21, 40**. — En boire pur : force, vigueur ; **24, 56**. — Mêlé d'eau : état successif de santé et de maladie ; **7. 67**. — Blanc : divertissement, récréation, partie de plaisir à la campagne ; **52, 70**. — Trouble : richesse ; **4**. — Vin ; s'énivrer de vin muscat ou d'autre liqueur douce et agréable : amitié d'un grand, fortune à venir ; **7, 29**. — S'énivrer avec de l'eau : fausse gloire, ostentation, vanité ridicule ; **1, 3**. Voyez Vomir.

VINAIGRE rouge : affront personnel ; **3, 47**. — Blanc : insulte faite à autrui ; **8, 38**. — Vinaigre ; en boire : désagréments, contrariétés, chagrins domestiques; **3**. — Gâté: maladie; **71**.

VINAIGRETTE: indigestion; **5, 61**.

VIOLETTE; dans la saison: succès, réussite; **8, 31**. — Hors de saison: procès, perte de biens ou d'amis; **42**.—Double(selon les temps): bonheur ou peine extrême; **63**.

VIOLON; en jouer dans un concert: consolation; **16, 21, 25**. — En jouer dans un lieu solitaire: funérailles; **35, 38, 68**. — Voyez Instruments.

VIPÈRE: inimitié irréconciliable; **5, 15, 55**.

VISAGE frais, vermeil et riant: services d'amis; **39, 66**. — Maigre et blême: ennui, pauvreté, cherté de denrées; **3, 8, 18**. Voyez Face. — Visage (se laver le): repentir, remords; **7, 22**.

VISION. Voyez Fantôme, Squelette.

VISITE; en recevoir: pleurs à répandre; **50**. — En rendre: querelle injuste; **1, 5, 9, 11**. — Visite du médecin: profit; **7, 19, 31**.

VITRE: situation précaire; **7, 19, 31**.

VIVANDIER ou VIVANDIÈRE: ressource au dernier moment; **43, 48, 58**.

VOEUX: faire des vœux au ciel. Voyez Offrandes.

VOILE de femme: modestie, bonne qualité dans la personne aimée; **48**.— De vaisseau: sûreté; **13, 61**.

VOIR; chercher au mot principal de la chose vue. (Voir du feu, cherchez Feu, etc.)

VOISIN et VOISINE: propos plus ou moins dangereux; **45, 57, 75**.

VOL d'habit, d'argent, de provisions; en supporter le dommage: tort au songeur ou à quelqu'un de ses proches ou amis; **11, 60, 68**.

VOLANT et RAQUETTE: bonheur pur, insouciance; **45**.

VOLER des effets: sûreté, réussite, surtout si l'on est pris; **61, 71**. — Voler dans les airs; chûte ou ruine prochaine; 17, 81.—Sans ailes : plein succès ; 58, 67.

VOLEURS entrant furtivement dans la maison : sûreté dans ses affaires ; 6, 8, 86.

VOMIR le vin que l'on a bu : biens mal acquis que l'on perdra de même, argent du jeu dissipé promptement ; 29, 40.

VOYAGER à pied : travail, retardement ; 49, 60. — L'épée au côté : mariage ; 28, 71. — En compagnie : caquets ; 12, 15. —En voiture : fortune fixée ; 30.

VUE ; l'avoir longue et forte : bonheur et réussite dans toutes entreprises ; 27. —Courte et trouble : misère et mauvais succès ; 21.— VUE, la perdre : Voyez AVEUGLE.

Y.

YEUX malades : fautes dont on se repentira trop tard, procès avec des amis; 48.— Chassieux : mauvais discernement ; 46. Voyez AVEUGLE, VUE, ŒIL.

Z.

ZÈBRE : amitié mal placée, ingratitude ; 61, 64, 67. —En voir un déchiré par un animal féroce: honneur en danger ; 10, 80.

ZÉPHIR : petite inquiétude, inconstance ; 78.

ZÉRO : pouvoir, fortune ; 30, 50, 70.

ZODIAQUE ; en voir un signe quelconque: fortune par la loterie ; 29, 87.

FIN DE L'EXPLICATION DES SONGES

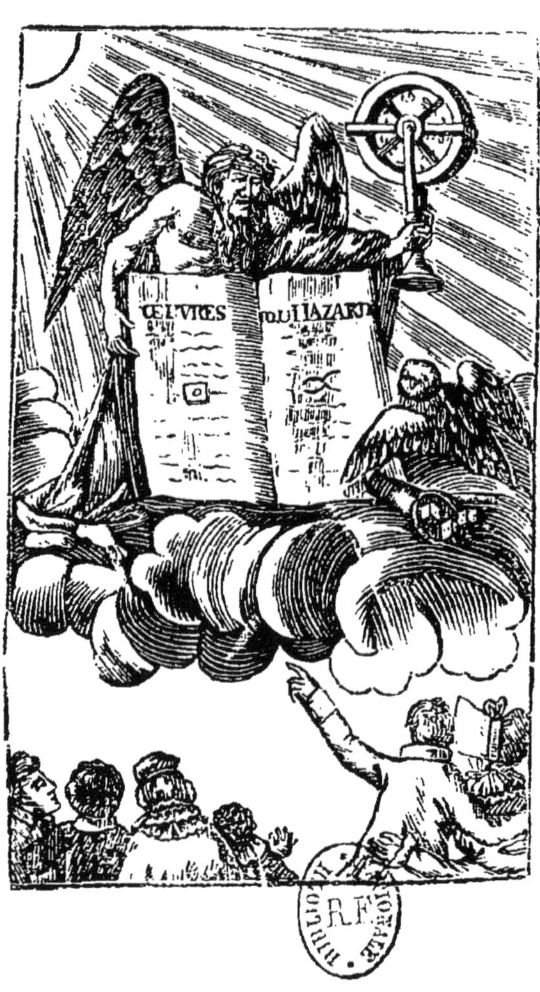
ŒVVRES
DV HAZART

SUPPLÈMENT

AIR pur et serein: amitié et estime de tous, ré-conciliation avec ennemis, decouverte du larcin ou de la chose perdue, victoire sur envieux, gain de procès, voyage heureux à entreprendre; en un mot, toutes sortes de prospérité et de succès ; 66 , 83 , 90. — AIR troublé, nébuleux, sombre: tristesse, maladie, obstacles sur obstacles, en un mot, tout le contraire du songe précédent; 41 , 79. — AIR suave et embaumé par les fleurs printannières : vie paisible, mœurs douces , sociétés honnêtes et agréables , succès dans les affaires ou dans les voyages ; 57, 84.

CHEVAL que l'on ferre. Voyez FERRER. — En voir un courir: bon temps, souhaits prêts à s'accomplir; 1 , 26. — CHEVAL : le monter hardiment et le maîtriser: avancement rapide ; 17, 23.— CHEVAL : aller à cheval en compagnie d'hommes: bonheur et profit; 81.— En compagnie de femmes: malheur et trahison ; 18, 29.— CHEVAL plein d'ardeur et de courage, ou seulement bien harnaché: riche établissement si le cheval appartient à un autre : estime de la femme d'autrui ; 66 , 86. — CHEVAL ou jument bien dressé : les monter : honneurs , dignités , bonne réputation ; 87 , 89. — CHEVAL : voir malgré soi le sien monté par un autre : le songeur fera une découverte désagréable ; 6 , 66.— CHÉVAL à longue queue. Voyez QUEUE.

CHEVEUX : avoir les cheveux longs comme une femme : molesse et tromperie de la part d'une personne du sexe ; 79.—CHEVEUX : les voir plus longs et plus noirs que de coutume : accroissement d'honneurs et de richesses ; 76 , 86.— Les avoir plus déliés que de coutume : affliction et pauvreté ; 11.—Les voir blanchir : épuisement de caisse , anéantissement de fortune ; 20 , 40. — CHEVEUX : voir une femme sans cheveux : famine , pauvreté , maladie ; 24 , 33 , 62. — Homme sans cheveux : abondance , richesses , santé ; 54.—CHEVEUX : les couper à quelqu'un. Voyez BARBE. — CHEVEUX : se les raser. Voyez RASER —Cheveux parfumés. Voyez ODEURS.

CIEL : y voir un feu modéré, pur et luisant : danger de la part de quelque prince ou grand seigneur ; 3 , 13. — Le voir tout en feu : attaque de la part d'ennemis , pauvreté , famine , désolation ; 21, 87. — De quelque côté que ce feu tombe , c'est de là que viendront les ennemis et agresseurs ; 24.— S'il voltige , s'étend ou descend de tous côtés , c'est encore plus mauvais signe ; 81 , 83 — CIEL parsemé de fleurs : découverte de la vérité ; 66. — Monter au ciel : grand honneur ; 89.—CIEL serein. Voyez ETOILES. — CIEL : lui adresser des vœux ou offrandes. Voyez OFFRANDES.

CUISSES (elles représentent surtout les parents)

les avoir rompues ou meurtries : mort en pays étranger, loin de l'assistance des parents ; 45. — Lorsqu'une fille fait ce songe ou en est l'objet, elle épousera un étranger et vivra en pays lointain séparée de sa famille ; 48. — Lorsque c'est une femme : veuvage, perte d'enfants ; 41.—Les avoir bien proportionnées : entreprise prochaine d'un voyage qui réussira parfaitement ; 1, 63. — CUISSES, y recevoir une plaie ou blessure : perte, tourment de la part des parents ; 16, 68.

EMBONPOINT : en prendre : richesses inattendues ; 2. — D'une manière démesurée : goût nouveau pour les plaisirs et l'ostentation ; 22. — Le perdre et devenir exténué : si le perdant est riche, il deviendra pauvre ou feindra de l'être ; s'il est pauvre, il tombera dans une misère extrême ; si c'est une personne du sexe, elle perdra l'amitié de son mari, de ses parents ou alliés ; 68, 88.

FEU allumé sans peine : génération d'enfants heureux, et qui feront honneur à leur mère; 6, 10. — Flambeau ou chandelle allumée de même : même signification ; 12, 15.— Si c'est une femme qui les allume : signe de grossesse et d'heureuse délivrance ; l'enfant lui-même sera heureux ; 18.— FEU allumé avec peine et qui s'éteint : honte et dommage aux époux, dont l'un des deux fait ce songe, souvent causé par le songeur lui-même ; 67. — Où l'on brûle soi-même. Voyez BRULER.— Dans le ciel. Voyez CIEL. — FEU, le toucher sans douleur : succès en dépit des envieux ; 55, 66. — FEU, y brûler : présages d'une fièvre violente ; 6, 76. — Y voir brûler quelqu'un : le présage menace celui ou celle qu'on a vu en songe ; 10 , 19. — Feu, le souffler. Voyez Ouvrages rudes.

FOIE malade, brûlé ou desséché : dissipation et perte de richesses et trésors ; 45. — Voir ou trouver celui d'un ennemi : c'est triompher de cet ennemi, s'enrichir de ses dépouilles ; 52.— Foie, moëlle ou poumon d'un taureau, d'un bouc, d'un bélier, ou de tout autre animal cornu, les trouver : succession prochaine aux biens, emplois et dignités d'un supérieur ; 26 , 44.

JAMBES et pieds enflés : richesses, fortune assurée pour toute la vie du songeur, à lui et à celui de ses subordonnés qu'il affectionne le plus ; 7, 8, 78. — Jambes : les avoir (ou seulement les pieds) rompus ou disloqués : perte, dommage, retard ou empêchement de voyage, pour les serviteurs ou subordonnés de celui qui est dans cet état ; 12 , 81. — Jambes de bois : changement de condition, de bien en mal, ou de mal en pis ; 7, 62. — Jambes couvertes d'ulcères. Voyez Ulcères.

LUNE dans son plein : présage aux belles femmes une bonne renommée, l'estime publique ; 88. — Aux voleurs et meurtriers : leur juste punition ; 77.— Aux malades ou marins : danger de mort ou de naufrage ; 65. — Lune en forme de visage plein et d'une blancheur éblouissante : si c'est une fille ou veuve qui la voit ainsi : prochain mariage ; 1 , 2. — Si c'est une femme : naissance d'une belle fille ; 4, —Un homme marié : naissance d'un fils ; 40. — Un orfèvre, joaillier ou banquier : heureux pronostic ; 62,

MONSTRE, voir une autre personne accoucher d'un enfant qui ait deux têtes, quatre pieds quatre mains, une queue ou toute autre monstruosité; d'un chat, d'un serpent, d'un basilic, d'un rat, ou autre animal de mauvais augure: malheurs et dangers imminents pour le songeur. Si c'est une femme qui songe en accoucher elle-même: bonheur, joie, santé, amitié de la part de tout ce qui l'entoure; 60.

MORT, voir ou parler à un de ses principaux parents ou amis que l'on sait être mort: avertissement de se bien conduire, de mettre ordre à ses affaires; 47. — Mort, en voir un et le croire vivant: preuve que l'on peut compter sur le salut de ce mort; 41. — Mort, l'être: faveur d'un grand, richesse, longue vie troublée par des envieux; 18. — Et enterré: mort subite, selon quelques auteurs; selon d'autres biens proportionnés à la quantité de terre dont le mort est couvert; 83.

NUDITÉ, être nu: maladie, pauvreté, affront, fatigue; 1, 8. — Courir ainsi: parents perfides; 18. — Dans un bain avec la personne qu'on aime: joie, plaisir, santé; 80, 88. — Nudité: voir sa femme nue: tromperie dont on sera dupe; 11. — Son mari nu: sûreté et bonheur dans les entreprises; 41. — Une femme étrangère nue: danger que l'on court par rapport à cette femme; 27, 62. — Son ami ou son serviteur nu: querelle; 64, 74. — Nudité, voir un homme nu: sujet d'effroi; 13, 43. — S'il est beau et bien fait: riche mariage.

ODEUR, s'en mettre sur la tête: orgueil, présomption, jactance; 35. — Si c'est une femme qui fait ce songe, elle sera acariâtre avec son mari, et le mènera par le nez; 8, 53.—ODEURS s'en laisser mettre par d'autres sur la tête et dans les cheveux : signe d'amitié et d'estime de la part de tous; 1, 89. — Une mauvaise odeur répandue sur soi est le signe contraire; 28, 85. Voyez PARFUMS.

OISEAUX, les voir se battre : tentation; 66, 75. —Voler sur soi : perte; 42, 54.—Les entendre parler : bon succès; 68, 81.—Se changer en oiseau : mutation de biens; 17, 43. — OISEAUX de nuit, tels que chouette, chat-huant, butor chauve-souris : mauvais augure pour la réussite des entreprises que l'on fera le jour d'après; 57, 75, 84.— OISEAUX de proie, tels que faucon, épervier, etc.: accroissement de fortune pour les riches; surcroît de misère pour les pauvres; 8, 80.

PIEDS, sentir que quelqu'un en gratte la plante : ruine des flatteurs, des parasites; 33, 83. — Se les voir laver avec des herbages odoriférants et parfumés d'odeurs : honneur et joie de la part des subordonnés; 8, 42.—Se les laver soi-même : ennui, chagrins, affection catharale, maladie de poitrine; 58, 82. — PIEDS coupés : peine et dommage; 10, 20. — PIEDS légers, ou occupés d'une danse agréable : joie, amitié, bienveillance universelle; 6.— PIEDS, y avoir le feu : présage le plus fâcheux que l'on puisse imaginer; 45, 48. — PIEDS, les avoir malades : soulagement dans les peines, expédition d'affaires; 53.—Sales et infectes : tribulation, maladie; 84. — PIEDS rompus ou disloqués. Voyez JAMBES. — PIEDS, voir ceux de ses petits enfants. Voyez PETITS ENFANTS.

POTENCE, si le songeur est malade ou accablé de chagrins : guérison, consolation, contentement ; 24, 48.— Y condamner quelqu'un : colère prochaine contre cette même personne, suivie d'un raccommodement et de bienfaits dont elle abusera ; 23.

TÊTE, l'avoir tranchée par une personne de connaissance : participation à ses plaisirs, succès ou dignités ; 60. — Par un enfant : fièvre si le songeur est malade ; bonheur s'il est en santé ; 68 — A demi-coupée : l'effet du songe sera en proportion ; 23.— Tête tranchée par assassins ou brigands : perte d'enfants, de parents, d'héritage de mari ou d'épouse ; 82, 90. — Par arrêt de Justice : délivrance d'ennui et de toute affaire fâcheuse, excepté dans la banque, le commerce et la finance, où ce songe est funeste ; 1, 89. — Tête, l'avoir comme celle d'un nègre : voyage lointain, expédition d'affaires ; 51. —L'avoir petite, légère ou pointue : faiblesse d'esprit, servitude, déshonneur ; 17.— Sentir qu'on la lave : dommage ; 48.— Tête, l'avoir plus grosse ou plus élevée que de coutume : dignité de robe ou d'église, selon l'état du songeur, gain d'un procès, victoire sur ses ennemis.— Si le songeur (ou celui qu'on voit en songe) est dans le commerce ou la banque : amas ou recouvrement d'argent ; s'il est malade : fièvre violente ; 88. — Tête enflée : richesse et profit pour les supérieurs ; 51. — Tête, en avoir une de loup ou autre bête féroce : succès complet dans les entreprises, ennemis vaincus, hommage et respect de la part des concitoyens ; 77. — Y avoir mal : perte de créance ; 49.— En avoir deux : société ou association ; 79.— Tête, tenir la sienne dans ses mains : bonheur et succès, surtout si l'on pare cette tête et la§ bichonne ; 54, 57. — Tête de mort : besoin de prévoyance, de précaution, embûches à craindre ; 5. — Tête bien ou mal peignée. Voyez Cheveux.

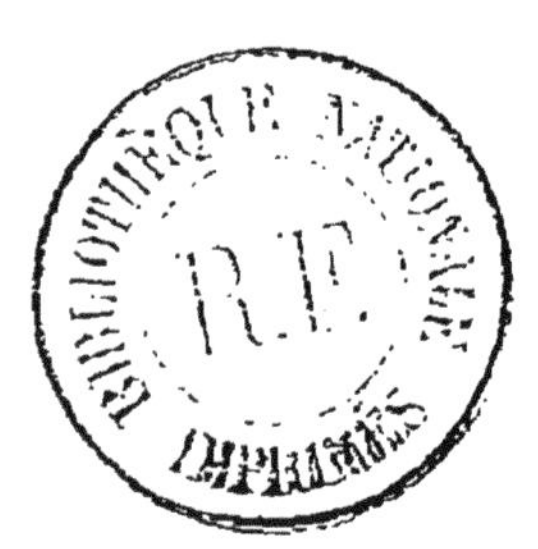

BIBLIOTHÈQUE NATIONALE — R.F. — IMPRIMÉS

CATALOGUE

DES OUVRAGES LES PLUS RECHERCHÉS

CONCERNANT

Les Songes, La Magie, Divination, Chiromancie, Cartomancie, Prophéties, Secrets, Conjurations, etc., etc., connus aux bibliographes.

LA PHILOSOPHIE OCCULTE DE HENR. CORN. ABRIPPA, conseiller et historiographe de l'empereur Charles V. *Divisée en trois livres*, et traduite du latin.La Haye, 1727, 2 vol. in-8° reliés.

ALBERT LE GRAND, *Secreta mulierum et vivorum*, volume petit in-4.°, imprimé en caractères gothiques vers 1480 à 1500.

FUSTIS DÆMONUM. Adjurations formidabiles potentissimas et efficaces in malignos spiritus fugandos de oppressis corporibus humanis. Opus sane ad maximam Exorcistarum commoditatem , nunc in lucem éditum Auctore R. P. F. Hyeronimo Mengo. Bononiæe 1584.

LE TRÉSOR DU VIEILLARD DES PYRA-MIDES, véritable science des talismans , pour conjurer les esprits de toute nature, etc. Un volume imprimé vers le commencement du siècle, in-18 , nombreuses figures , dont quelques - unes en couleur.

LES VÉRITABLES CLAVICULES DE SALO-MON, trésor des sciences occultes, et notamment de la grande cabale , dite du papillon vert. Un volume sans date.

AGRIPPA (Henri Corneille). Les œuvres magiques , mises en français , par PIERRE D'ABAN. Rome , 1744.

LES ADMIRABLES SECRETS D'ALBERT LE GRAND , contenant , etc. Un volume petit in-12. Lyon, chez les héritiers de BERINGOS *fratres*. *Editio expurgato*.

LA VÉRITABLE CARTOMANCIE expliquée par la célèbre Sibylle française, nouvelle édition ornée de 1,750 figures , un volume in-16 , papier vélin superfin.

LE GRAND ETTEILLA ou l'art de tirer les cartes, contenant 1.º Une introduction rappelant l'origine des cartes ; 2.º L'indication des tarots qui composent le véritable livre de Thot ; 3.º Une méthode au moyen de laquelle on peut apprendre

soi-même sa destinée et à dire la bonne aventure,
etc., etc., par *Julia Orsini.*

**LE GRAND JEU DES 78 TAROTS ÉGYP-
TIENS**, 78 cartes coloriées, pour servir à tirer
les cartes avec la méthode du grand Etteilla.

**LA SDIENCE CURIEUSE OU TRAITÉ DE
LA CHIROMAUCIE**, etc.; un volume in-4.º,
Paris, 1667, 1,200 figures.

LA CHIROMANCIE, *et physionomie*, par JEAN IN-
DAGINE, mises en français *Antoine Dn Moulin*, Mas-
connais. Paris, 1682.

LA CHIROMANCIE ROYALE ET NOUVELLE,
par le sieur *Adrian Sicler*, médecin spagyrique,
un volume petit in-8º, figures. Lyon, 1661, avec
approbation et privilège du Roy.

**PETIT TRAITÉ DE LA BAGUETTE DIVINA-
TOIRE** pour trouver les choses les plus cachées,
soit or, argent, mines, etc., par l'abbé DE VALLE-
MONT; suivi des préceptes de JEAN DE MILAN. Un
volume imprimé sur papier vert.

LA VÉRITABLE MAGIE ROUGE, crème des
sciences occultes, naturelles ou divinatoires, par
AARON. Un volume imarimé sur papier rose.

LE GRAND JEU DE L'ORACLE DES DAMES.
78 cartes-tarots, imitées des tarots anciens, im-
pression de luxe, en chromo-lithographie, à l'imita-
tion des miniatures des xɪvᵉ et xvᵉ siècles.

La grandeur de ces tarots est de 7 sur 14 centi-

mètres. Comme objet d'art ou de curiosité, ce jeu
de tarots a été très-bien accueilli , beaucoup de
jolies dames ont bien voulu l'adopter pour s'amuser
à *se tirer les cartes*. Le petit livret explicrtif qui l'ac-
eompagne commence par dissuader le lecteur sur
ce qu'il pourrait y voir de superstitieux, puis il ne
donne que des oracles aimables , gracieux ; aussi
est-il devenu un amusement admis par toutes les
personnes qui veulent passer leur temps d'une façon
agréable.

LA PRESCIENCE, ou grande interprétation des
songes, des rêves et des visions , traité curieux ex-
trait de tous les ouvrages des anciens et des mo-
dernes qui se sont adonnés à la philosophie et à
l'explication des sciences occultes.

LE VÉRITABLE DRAGON ROUGE, contenant
les secrets pour découvrir les trésors, etc., etc.
Edition suivie de la poule noire.

ENCHIRIDION LEONIS PAPÆ, mis en trançais
et dédié aux sages caralistes ; 1 volume avec portrait; ce volume porte la date de 1740.

TRAITÉ DES TALISMANS ou figures astrales
dans lequel sst monstré que leurs effets, et, vertus
admirables sont naturelles, et enseigne la manière
de les faire et de s'en servir avec un profit et advan-
tage merveilleux. Trrisième édition. Paris, 1671.

**LES SECRETS MERVEILLEUX DE LA MA-
GIE NATURELLE DU PETIT ALBERT**, à

l'adresse des héritiers de *Beringos fratres*. 1 volume avec figures.

LA VÉRITABLE MAGIE NOIRE, ou le secret des secrets, manuscrit trouvé à Jérusalem dans le tombeau de Salomon, contenant 55 talismans.

LE GRIMOIRE DU PAPE HONORIUS, avec un recueil des plus rares secrets, édition portant la date de 1760.

MANUEL COMPLET DU DÉMONOMANE, ou les ruses de l'enfer dévoilées, triple vocabulaire infernal, un volume avec un grand uombre de figures.

ÉLÉMENTS DE CHIROMANCIE. Art de deviner et d'expliquer l'avenir par les signes de la main, auxquels on a joint : 1.º Un essai de physiognomonie ; 2.º Une étude de Phrénologie ; 3.º L'étude des nombres pour résoudre facilement toutes sortes de questions; 4.º La roue de Pythagore. Nombreuses figures.
Ce volume est imprimé sur gapier vert.

LA MAGIE ROUGE, crême des sciences occultes, naturelles ou divinatoires, par l'helléniste Aaron. Volume imprimé sur papier rose.

PHILACTÈRES ou préservatif contre les maléfices, maladies et enchantements. Exorcismes, conjurations, ensemble 'les pratiques et croyances populaires les plus répandues, ouvrage rempli de renseignements curieux, publié par Albano, portugais.

L'AVENIR DÉVOILÉ, ou l'astrologie, l'horoscopie et les divinations anc,ennes, expliquée par les devins du moyen-âge.

LES PHOPHÉTIES DE MICHEL NOSTRADAMUS dont il y en a trois cents qui n'ont encore jamais été imprimées , ajoutée de nouveau par ledit auteur.

Ce livre réimprimé en *fac-simile*, d'après l'édition de Pierre Chevillot, a été augmenté des prophéties de Thomas Moult, d'après l'édition de Prault, dont les prédictions vont jusqu'à l'an 2024.

LES OCCULTES, MERVEILLES ET SECRETS DE NATURE, avec plusieurs enseignements des choses diverses, tant par raison probable , que par conjecture artificielle : exposées en deux livres, de non moindre plaisir que profit au lecteur studieux, par *Levin-Lenne*, médecin zizirien.

ESSAI DES MERVEILLES DE NATURE et des plus nobles artifices. Pièce très-nécessaire à tous ceux qui font qrofession d'éloquence , par *René François*, Neuvième édition, Paris, 1632.

LES MILLE ET UN AMUSEMENTS DE SOCIÉTÉ, recueil de tours d'adresse ou d'escamotage, de subtilités ingénieuses, de récréations mathématiques , d'expériences tirées de la physique, de tours de cartes, etc,, etc. Ouvrage orné de 130 gravures pour l'intelligence du texte, dédié aux personnes qui veulent s'amuser e' divertir les autres à peu de frais.

LES MILLE ET UN TOURS DE PHYSIQUE AMUSANTE DÉVOILÉS, pour faire suite aux MILLE ET UN AMUSEMENTS DE SOCIÉTÉ, publiés par Blismon de Douai. Nombreuses gravures.

LE MAGICIEN DES SALONS, ou le diable couleur de rose. Recueil nouveau de tours d'escamotage, de physique amusante, de chimie récréative, tours de cartes, etc., mis en ordre par *Richard*, nouvelle édition illustrée d'un grand nombre de figures sur bois.

LE DEVIN DES AGES ET LE PETIT PROPHÈTE, récréations nouvelles et amusantes.

LA SIBYLLE COULEUR DE ROSE, ou les oracles du destin, amusement de société, édition imprimée sur papier de couleur et illustrée d'un grand nombre de petites figures.

Lille, imp. Blocquel-Castiaux.

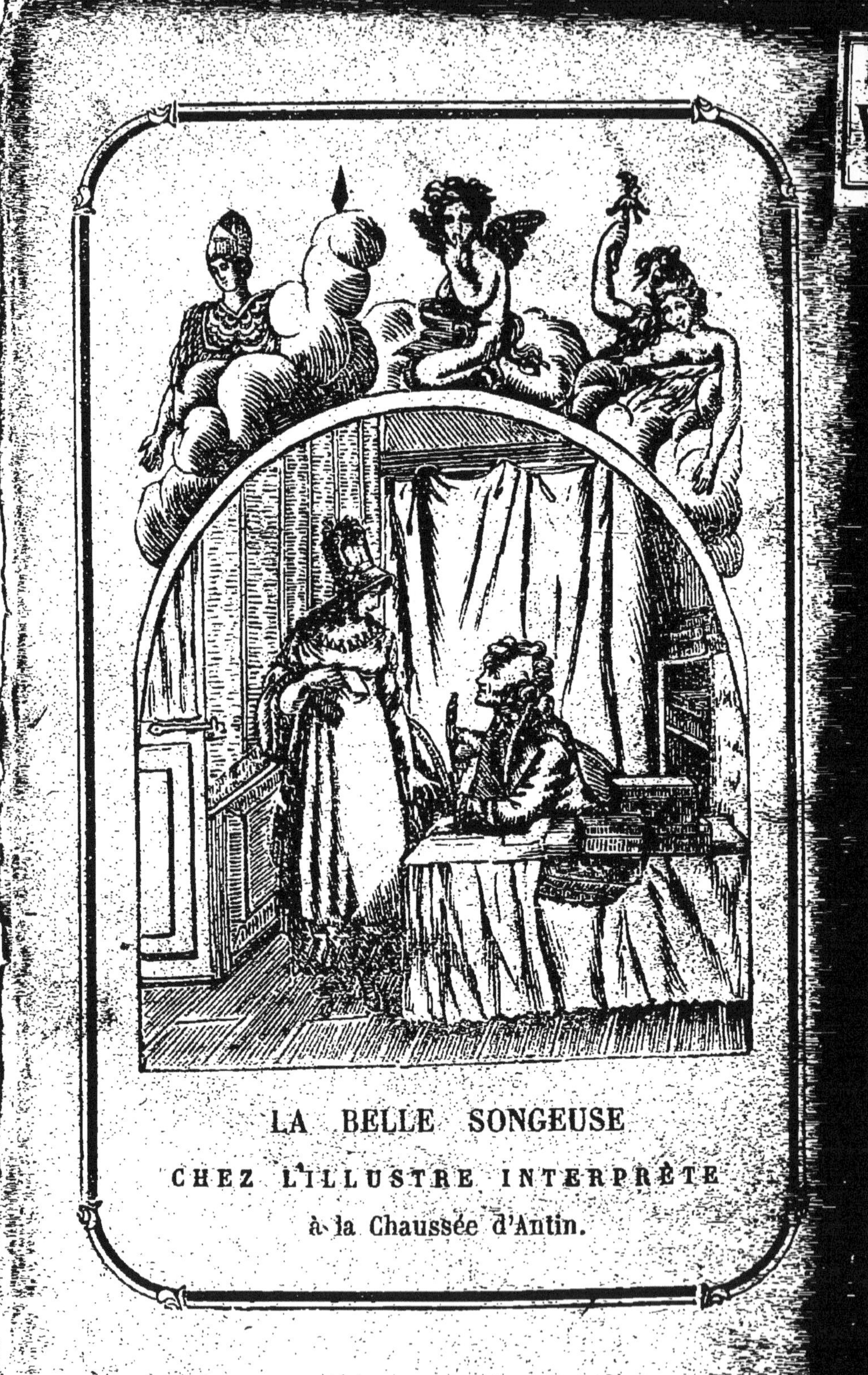

LA BELLE SONGEUSE
CHEZ L'ILLUSTRE INTERPRÈTE
à la Chaussée d'Antin.

www.ingramcontent.com/pod-product-compliance
Ingram Content Group UK Ltd.
Pitfield, Milton Keynes, MK11 3LW, UK
UKHW022225120726
13694UKWH00002B/705